艾灸：

升级版

女人烦恼
一扫光

邓 勇 李朝彬 ◎ 编著

U0364158

江苏凤凰科学技术出版社

图书在版编目（CIP）数据

艾灸：女人烦恼一扫光：升级版 / 邓勇，李朝彬

编著 . -- 南京：江苏凤凰科学技术出版社，2017.5

ISBN 978-7-5537-6566-2

Ⅰ . ①艾… Ⅱ . ①邓… ②李… Ⅲ . ①艾灸 – 基本知

识 Ⅳ . ① R245.81

中国版本图书馆 CIP 数据核字 (2016) 第 140427 号

艾灸：女人烦恼一扫光(升级版)

编　　　著	邓　勇　　李朝彬	
责 任 编 辑	樊　明　　葛　昀	
责 任 监 制	曹叶平　　方　晨	
出 版 发 行	凤凰出版传媒股份有限公司 江苏凤凰科学技术出版社	
出版社地址	南京市湖南路 1 号 A 楼，邮编：210009	
出版社网址	http://www.pspress.cn	
经　　　销	凤凰出版传媒股份有限公司	
印　　　刷	北京文昌阁彩色印刷有限责任公司	
开　　　本	718mm×1000mm　　1/16	
印　　　张	16	
字　　　数	400 000	
版　　　次	2017年5月第1版	
印　　　次	2017年5月第1次印刷	
标 准 书 号	ISBN 978-7-5537-6566-2	
定　　　价	45.00元	

图书如有印装质量问题，可随时向我社出版科调换。

关爱女性健康，
用"艾"解决女人烦恼

女同志，大多数，体质寒凉。食冷饮，露脐装，脾胃皆伤。

少运动，无导引，气脉不畅。易发怒，伤肝血，面生痤疮。

谈恋爱，情绪多，胡思乱想。作息乱，少睡眠，气血难养。

负担重，压力大，抑郁难挡。子宫寒，经期痛，少有良方。

想养生，知识少，怎样健康？艾灸草，中医术，温阳补阳。

活气血，通经络，全身舒畅。通肝经，壮胆气，决断力强。

通脾经，合胃口，消化补养。通肾经，子宫暖，强壮膀胱。

通肺经，呼吸畅，力透大肠。通心经，小肠宁，全身滋养。

通任督，补丹田，无病无恙。多学习，多实践，做个榜样。

为自己，为他人，身体健康！

中华中医药学会国际部主任　孙永章

女人不生病的智慧
"艾"神常驻家中

作为一名专注于艾灸养生的从业者，我每天面对前来寻求艾灸治疗的患者时，心里既有些欣慰，也有着隐隐的担忧。

欣慰的是我的"病号"们对自己身体的小病小痛能够及时关注，他们选择用中医的方法来内调外治；担忧的是，这长长的求诊队伍之外，还有许多人将小病拖成了大病，当他们感觉到身体出问题的时候，已经晚了。

到我这里来做灸疗的大多是女性患者。有些人不明白为什么。可作为一名艾灸医师，我深深地知道女人在漫长的一生中要经历多少病痛的折磨，就连医院都专门设有一个门诊，叫作"妇科"。

问你妇科病都有哪些，你或许说不清楚，因为你不是专业人士。但月经不调、乳腺炎、痛经、色斑、"熊猫眼"等，这些词你肯定听说过。没错，这些都是女人常见病。除了这些常见病，还有哪些症状使你不堪其扰却又无计可施呢？

手脚冰凉？月经不准时？脸上痘痘去了又来，长年不断去医院检查，医生告诉你原因并提供解决的方法。你照做了，症状也消失了，可一段时间后，同样的问题再次摆在了面前，反反复复。

其实，我们一样在纠结着。我纠结怎么让我的患者们在遇到这些小病、小痛、小麻烦的时候，既不用盲目抓瞎，也不用上医院排老长的队就诊。

授人以鱼不如授人以渔。经过长时间的探索和琢磨，这本书就诞生了。

在搜集整理的过程中曾有人问我，为什么要选择艾灸这个角度，这是因为在长期的临床治疗过程中，我发现，许多患者的病都是因为体内湿气寒气过重，导致脾胃功能失调引起的，想要真正除去病根，还得治本。

艾灸是以有"长寿之草"之称的艾草为主要原料，其中的"艾"原本是"爱"的谐音，代表着伟大的母爱，可无私地赐予万物生命而不求回报。明代医学家李时珍曾在《本草纲目》中记载："艾叶生则微苦太辛，熟则微辛太苦，生温熟热，纯阳也。可以取太阳真火，可以回垂绝元阳。服之则走三阴，而逐一切寒湿，转肃杀之气为融和。灸之则透诸经，而治百种病邪，起沉疴之人为康泰，其功亦大矣。老人丹田气弱，脐腹畏冷者，以熟艾入布袋兜其脐腹，妙不可言。"此外，艾草还有扶正避邪的作用，古代人曾用它插于堂中，用以避邪。

同时，艾灸还具有温经散寒、行气通络、扶阳固脱的作用，具备改善人体各个系统的功效，能提高人体的抗病能力，有利于多种疾病的康复。另外，艾灸的成本很低，无副作用，经济实用，操作简单。

有人说，中医博大精深，即便是你告诉我艾灸有用，我也不知道什么病灸什么穴位，更不知道该如何掌握这灸疗的方法。为此，本书特意搜集了53个典型病例，重点讲解了女性遇到的各种病痛及日常美容难题，针对每一种病症都做了详细的解说，并配有详细的艾灸穴位图、灸疗方法、灸疗要点提示等，简洁实用，方便您在家里翻阅，自我灸疗。

我专注于艾灸养生已经十几年，在业内有"艾灸狂人"之称，是一个真正的艾灸实践者。同时我又是一个勇于实践的创新者，文中有大量的发明与创新，比如普通人可以用来找准穴位的取穴尺、方便安全的悬灸仪、艾绒居家养生用品等。

我所做的一切都旨在继承与弘扬艾灸这一古老的养生方法，让更多的人受益于祖先给我们的珍贵遗产。希望这本书能成为您最实用、最有效、最直接的日常身体护理美容的"红宝书"。

邓勇

Part **1** 学好艾灸基础课，
做个家庭灸疗师

Part **2** 步入女人的私密花园，
妇科烦恼一扫光

Part

3

"白雪公主"不变黄脸婆，
孕产烦恼一扫光

Part

4

身轻松心轻盈，
小病小痛一扫光

Part
5 | 你还是那么美丽，
"面子"烦恼一扫光

Part 1

学好艾灸基础课，
做个家庭灸疗师

提起艾灸，有人觉得很陌生，还有人觉得很神秘。既要懂得辨别艾绒的好坏，又要弄清全身穴位的分布，还要学会正确的艾灸方法，这是多么复杂的事情，没有人教，又没有时间去艾灸馆。

倘若有人能将艾灸方法简便又准确地告诉自己，那该多好。这样，不用问别人，自己也能在家做一做。艾灸基础课堂帮您量身定做了一套方法，从艾灸的适应证到艾条的选取再到操作方法一一说来，方便简单，让您轻松掌握。

艾灸治百病，但也并非毫无禁忌

用艾灸治疗、保健，没有任何的毒副作用，用艾条温和灸或工具灸等新方法更是方便易行，不会出现直接灸所要承受的痛苦以及灸疮瘢痕。运用中医基础指导艾灸，辨证论治，则疗效更为确切。因此，在实施艾灸疗法前，我们要注意以下几个方面。

🌿 适应证

所谓艾灸的适应证，指的是适合用艾灸治疗的各种病症。

中医的辨证方式有很多，其中八纲辨证是最基础，也是我们最容易理解的辨证方式。八纲是指中医将各种病症归纳为表里、寒热、虚实、阴阳八种类型。

八纲辨证	
表证	皮肤、肌肤和浅表的经络属于表病。病的位置在肌表，病位浅，病情轻
里证	脏腑、血脉、骨髓及体内经络属于里病。病的位置在脏腑，病位深，病情重
寒证	感受寒邪或者机体阳气不足所表现的证候，阴盛或阳虚则表现寒证
热证	感受热邪或者机体阳气偏盛所表现的证候，阳盛或阴虚则表现热证
虚证	正气不足所表现的证候，更多表现为正气不足，邪气也不盛
实证	邪气过盛表现出来的证候，邪气盛，但正气尚没有衰弱
阴证	里、虚、寒都属于阴证，一般阴证多数是指属于里证的虚寒证
阳证	表、实、热都属于阳证，一般阳证多数是指属于里证的实热证

艾灸的适应证很广泛，无论表里、寒热、虚实、阴阳，都可以选用艾灸进行治疗。

艾灸也具有保健、养生、美容的功效，所以有"灸治百病"的俗话流传。不仅俗话这么讲，专业的医家也是这样认为的。明代医学家李时珍曾说，艾灸能治疗百种病邪，让重病的人得以健康安泰。

《本草纲目》："艾叶，生则微苦太辛，熟则微辛太苦，生温熟热，纯阳也。可以取太阳真火，可以回垂绝元阳……灸之则透诸经，而治百种病邪，起沉疴之人为康泰，其功亦大矣。"

而历代医家对于艾灸适应证争议最大的是"热证是否可灸"。

汉代名医张仲景告诫人们，热证灸治会引起不良后果，无论是阳盛的热证还是阴虚的热证，都不可以用灸法。清代医家王孟英认为"灸可攻阴"，不主张将灸法用于热证。近代很多艾灸教材也把热证列为禁灸，还有些人甚至认为"用之犹如火上添油，热势更炽"。

然而，《黄帝内经》有"热病二十九灸"之说；明代龚居中在《红炉点雪》中明确指出灸法适用于寒热虚实诸证，无往不宜。现代针灸专家周楣声先生曾用灸法治疗各种属热证的疾病，均取得很好的疗效，并经过多年的理论研究和临床实践，认为不仅热证可灸，且灸法对热证的疗效非常好，如灸大椎穴有很好的退热作用等。

其实，古代少数医家所提倡的"禁灸说"指的灸法是将艾绒放在皮肤上的"瘢痕灸"法，现代人常用的是工具灸和艾条温和灸。经过国内多名艾灸专业人士的多年临床实践证明，使用现代工具灸法和艾条温和灸保健养生，全身都可以施灸，没有"禁灸"的说法。

❦ 禁忌证

灸法适用范围广，属表里、寒热、虚实、阴阳的疾病均可灸治，但相比较其他疾病，灸法对"寒"证的效果相对显著，而对于外感温病、阴虚、内热、实热证，则要求施救者灸法操作熟悉，这类的疾病应酌情施灸，以免加重病情。

即便是使用相对安全的艾条温和灸和现代工具灸法，也不适宜在被灸者过劳、过饱、过饥、酒醉、大渴、大惊、大恐、大怒的情况下施行。另外，面部、重大器官及大血管分布的区域，如颈部大动脉、心脏的区域，禁灸。孕妇的腹部与腰部，严禁使用"瘢痕灸"法。

六邪与五脏，看看气候是如何伤害你的

平时，我们总听到中医师说"气滞血淤、寒邪阻肺"，这到底是怎么一回事呢？中医发展了千年，对疾病的致病因素有深刻的认识。

中医理论把致病外邪分为六淫：风、寒、暑、湿、燥、火。这六邪如果侵入了人体，造成人体内的气血不通或者亏虚，人就得病了。

风邪	病位游移不定；发病急骤，变化无常；多兼其他病邪	肝
寒邪	表现寒象；阻滞气血，多见疼痛；腠理、经脉、筋脉收缩拘急	肾
暑邪	上犯头目，扰及心神；易伤津耗气；多见暑湿夹杂	脾、心
湿邪	易阻滞气机，病程缠绵难愈，多见头身肢体困重	脾
燥邪	易耗伤津液，易于伤肺	肺
火邪	易伤津耗气，易扰心神，易致阳性疮痈	心

我们在辨别了致病的因素之后，就可以判断这个人是中了寒邪，还是风邪等。

除了前面所说的疾病变成常见病外，这些常见病还有一个共同的特点，就是患病的根源多是因为寒邪或者是各种原因导致的气滞。

为什么寒邪这么容易侵袭现代人的身体？为什么这么多现代人的身上都有气滞存在？其根源就是元阳虚。是什么造成了现代人，特别是女性的元阳虚呢？主要原因应该是社会原因，现代的女性比古代的女性更多的参与社会分工，透支式的工作与生活方式消耗了女性的元阳。在多年的女性养生临床实践中，我们发现一个特别的现象，从事企业管理、社会活动、演艺等行业的女性，相比较生活规律的半居家型的女性，患寒证与虚证的概率更高，这也是现代女性应该慎重思考的一个生活与生命话题。

归结现代人的病根儿，我们认为主要原因有三个：元阳虚、寒邪、气滞。知道了病根儿，那么平时在生活中我们就要尽量保养自己，远离这些外邪。

元阳虚

原因	表现
透支式工作	易疲劳、免疫力低
流产及不正确减肥	宫寒、痛经、手足不暖
饮食不规律或节食	消化差、便溏
大龄受孕及分娩	经量少、提前绝经

寒邪

原因	表现
冷饮	脾胃寒痛
空调冷气	关节寒痛
贪凉露宿	全身酸痛

气滞

原因	表现
郁怒不解	胸胁胀痛、头胀头痛
思虑过度	食欲不振、脘腹痞满
突然受惊	气血失调、惊慌失措

好艾如好友，最是陈年好

　　艾草属于菊科植物，又名香艾、蕲艾、艾蒿，传统中医又将艾草称为医草，足见艾草在治疗与养生方面的重要意义。几千年以来，没有哪一味草药能像艾草一样，与普通人的生活结合得这么近，结合得这么自然。

　　人们用艾草泡澡，祛湿保健；燃烧干燥的艾草，除菌祛邪；悬挂艾草，驱蚊避虫；甚至很多人将艾草做成"艾叶茶""艾叶汤""艾叶粥"等肴馔饮食。

　　入药的艾叶一般是指采摘后的干燥艾叶。其性味苦、辛、温，入脾、肝、肾经，能散寒除湿，温经止血，是一种妇科良药。适用于虚寒性出血及腹痛，对于妇女虚寒月经不调、腹痛、崩漏有明显疗效，中医常用艾叶入药的妇科经典成药有很多，如艾附暖宫丸、胶艾四物汤等。

　　艾灸所用材料为艾绒。艾绒实际应用的部分是干燥艾叶的叶脉部分，采摘后干燥的艾叶去除杂质后经过机器轧压，再经过滤与提取而成。

　　《神灸经纶》中说："凡物多用新鲜，唯艾取陈久者良。"《本草纲目》中也记载："凡用艾叶，需用陈久者，治令细软，谓之熟艾；若生艾灸火，则易伤人肌肤。"现代研究表明，新产艾绒内含挥发油较多，灸时火力过强，所以在艾灸时候，大多采用陈年艾绒作为施灸材料。

　　艾绒的品质差别很大，可依据的标准有三个，即产地、年代、纯度。

　　产地说：中药很讲求药材道地，即普遍认为中药的药性为天地之气载体，生于何地即有何用。艾叶本性为阳，中原地区阳气最足，所产艾绒品质为最优，具体即为河南省南阳市桐柏山一带。

　　年代说：所谓的年代标准是指陈年艾绒较好。在实际应用中，陈艾的火力温和绵润，穿透力强且不燥烈，灸效显著，与普通新艾制品有不可同日而语之疗效。

　　现在市场上的艾制品虽都标为陈艾，但真正的陈艾少之又少，超过5年或者9

年的陈艾仅存于少数藏家手中，业内有"第二沉香"的说法。

现在，随着中医艾灸的火热，市场需求量的增大，正规大厂已经开始有意识地存储艾绒，待到3年或5年后再售，可以说国内陈艾市场目前还是青黄不接的"真空期"。

纯度说：所谓艾绒纯度是指在艾绒加工过程中，艾叶基础原料与最终成品艾绒的比例。通常搭配比例为4：1到30：1，越纯的艾绒越表现为颜色金黄，绒细如丝。

普通艾灸保健者没必要一味追求艾绒品质的过度高标准，因为艾灸效果优劣不只是与艾绒品质相关，还与配穴是否准确、施灸环境等因素有很大的关系。但在艾灸时，使用没有杂质的艾绒制品却是非常有必要的，质地粗糙的艾绒杂质较多，艾灸时容易损伤经脉。

在这里教普通艾灸爱好者一个最简单的辨识艾绒优劣的方法：把买来的艾条撕开，用手揉搓艾绒，然后放在一张白纸上，揉搓时手感柔软并且白纸无过多碎屑的为优质艾绒。

◆ 优质艾绒　　　　◆ 普通艾绒　　　　◆ 劣质艾绒

🌿 有烟艾与无烟艾

艾条温和灸是用艾条点燃后对准穴位进行施灸，或者选用方便安全的艾灸工具进行施灸。

无论是艾条灸还是工具灸，所用艾材都为两种，即加药的药艾或是不加药的清艾。

其应用区别很简单，清艾多为常规养生保健应用，而药艾则是为了灸效更强而针对性地加入一些循经行窜的药物。

近年来市场上出现了避免艾烟污染的无烟艾产品，方便环保，效果良好。其实无烟艾条并非近几年兴起，古代即有无烟艾的生产工艺，其主要技术难点在艾炭粉的加工品质、黏合剂的使用及阴干祛除燥火流程上，优质的无烟艾产品使用上等艾炭粉为原料，附加天然黏合剂（如糯米粉），压模成型后需要在通风避阴的条件下保存最少一年才能使用，这样加工的无烟艾条，绿色环保，火力温和，气味纯正，更加符合现代人的使用习惯。

◆ 清艾条　　　　　　　　◆ 药艾条　　　　　　　　◆ 无烟艾条

无烟艾条和有烟艾条现在都能在药店或是网上买到，只要知道此类产品的优劣辨别常识，就能买到自己满意的艾灸产品。

在选购时，尽量选购质地细软绵柔、颜色呈土黄色到金黄色、气味芳香的优质艾绒。

当然如果个人有兴趣，也可以自己采集或者到药房购买艾叶来手工制作艾绒、艾条，体会"艾灸DIY"的乐趣。

🕊 艾条优劣的鉴别

选购艾条时要注意，优质艾条整体挺拔结实、不松软、艾绒呈土黄色到金黄色，质地柔软，无枝梗杂质，气味芳香、艾烟淡白、不浓烈不刺鼻，火力柔和不刚烈；劣质艾条则质地松软，杂质含量较多，甚至有刺激气味、艾烟发灰甚至发黑，火力微弱或者过于刚烈、不柔和。

若用质量不好或者杂质过多的艾条灸治，容易损伤经脉，不但不能治病，反而对身体有害。

◆ 优质艾条　◆ 劣质艾条

与时俱进，艾灸疗法面面观

　　艾灸保健养生的方法随着时间的推移与历史的发展，也经历着发展与转变。传统的灸法比如直接灸、隔姜灸、隔盐灸等方法，效果虽然显著，但由于损伤皮肤、操作复杂、艾烟污染、取穴难等诸多现实条件制约，现代人接受起来还是有一定的困难。

　　近年来，中医养生虽然火热，但艾灸这么一个优秀的养生方式一直没有广泛地传入千家万户，也与上述因素有直接关系。

　　本书力求给现代女性提供一些具有实用与操作便利性的艾灸养生方法，以便更好地推广传统中医文化。在下文中笔者提到了多种自我艾灸保健的施灸工具，为了避免造成混淆，请大家先看下面总结的表格，即可清楚这些艾灸工具的使用特点。

施灸方法与工具种类	特点与适合部位
简单的艾条灸	精确的穴位点，全身都可
安全的艾灸盒	大的部位如下腹、腰部、膝盖、脊柱
灵活的艾灸罐	大的养生穴位，如大椎穴、命门穴、关元穴、足三里穴
简便的艾灸棒	面部美容祛眼袋或四肢肌肉
发烧的艾灸椅	会阴部位及会阴穴，前列腺炎、痔疮人群

简单易行的直接艾条温和灸

　　简便易行的艾条温和灸是生活中最为常用的艾灸方法之一。其主要施灸理论是利用艾的纯阳温热之性，以穴位或是经络为载体，实现温经散寒、升阳举陷、祛湿止痛等多项养生保健功能，具体方法包括多穴同灸、循经往复灸、热火接力灸、定点灸、雀啄灸、回旋灸等。

多穴同灸

手持两根或两根以上的艾条，针对一个部位的不同穴位进行施灸的方法。其效果比单纯施灸一个穴位要强，比如灸胃寒时用三根艾条上下并列施灸上脘、中脘、下脘穴，就比单一灸中脘穴效果好得多；比如施灸女性下肢寒凉时，上面灸八髎、下肢同时配合灸双腿委中穴，效果会更好等。

循经往复灸

手持一根艾条或并列几根艾条，沿经络往复式慢慢移动的方法。

此法主要用来增加艾热的循经效果，比如有施灸整个督脉时就可以并列手持四根艾条沿督脉上下循环，效果比较突出。

热火接力灸

当施灸时发现热力感传到一定部位后停止不前，再加一根艾条在艾热停滞的部位进行加灸的方法。热力传感停止不前往往是因为经络淤滞、气血不通所致，这时加灸停滞部位，就能引导艾热继续循经而行。这种接力灸法在四肢部位施灸时应用较多。

定点灸

将艾条的一端点燃，在距离施灸部位一定距离处悬停，进行不间断熏灼的方法。其技术关键点是着火点与皮肤之间的距离控制，以"温热而不灼痛，艾热入经而不浮于皮表"为宜。

因为不同部位、不同的艾条、不同的人都会有不同的热力感受，所以没有办法给一个固定的距离标

◆ 定点灸

准，但根据经验，以5厘米左右为标准距离，可以再根据受灸者感觉进一步调整，往往能找到一个适合的灸距。

雀啄灸

　　将艾条燃着的一端悬置于施灸部位上方，一上一下地活动施灸，像鸟啄食一样的方法。此法旨在通过不同的灸火距离产生程度不同的艾热刺激，更好地激发穴位调节本能，有助于艾热尽快循经而入，发挥效果，雀啄灸法经常单独使用，多用于定点灸法之前，用以激活穴位。

◆ 雀啄灸

回旋灸

　　将艾条的一端点燃，在距离施灸部位皮肤一定距离处往复回旋施灸，目的是使受灸的部位以最快的速度达到温热效应，有利于灸感的产生，但也有特别的施灸情况，施灸目的只在于皮肤表面而不求艾热入经或入穴，比如病变面积较大的风湿痛、软组织损伤、皮肤病等。

◆ 回旋灸

　　艾条温和灸在操作时需要注意以下几点：

　　一是注意适时刮拭艾灰，以免艾灰落下烫伤皮肤；

　　二是注意防火，使用过的艾条一定要及时用专门的灸熄灭火并置于安全之处，在施灸过程中如需要暂时放置燃着的艾条，也要艾火向上置于专门的灸坐内，以免引起火灾；

　　三是灸后如果施灸部位觉得灼烫，为了减少灼痛与防止灸后出水疱，可以适当涂抹专用的防烫膏，用传统工艺加工的防烫膏同时还能增加施灸穴位的透皮效果。

🕊 安全简便的艾灸盒

　　随着艾灸养生的普及，越来越多的人开始尝试着在家里自我艾灸保健，受限于专业经穴知识的缺乏，大多数艾灸爱好者更热衷于选用安全简便的工具辅助灸。有一些书籍中推荐自己制作简易的艾灸盒进行灸治。在我研究艾灸的10余年里，接触了很多在家中自我施灸时被灼伤的灸友，其中就有一部分是用自己制作的灸具施灸造成的，有很多人没灸好问题反倒成了"小白鼠"，所以我并不提倡自己制作灸盒灸治。

　　现在市场上有很多温灸盒出售，根据安全程度不同、专业程度不同，价格从几十块钱的木质、竹制温灸盒到几百元的专业悬灸仪都有，大家可根据自己的需求选择。

◆ 悬灸仪　　　　◆ 膝灸仪　　　　◆ 艾灸盒

🌿 灵活方便的艾灸罐

　　前文提到徒手持艾条温和灸和借助艾灸工具辅助灸，这两种灸法都有各自的优势及特点，概括起来无非是手持灸火力控制准确，但安全性差一些，又显得麻烦；艾灸盒及悬灸仪施灸面积大，又安全简便，适合灸人体的大面积部位，如脊柱、下腹、后腰、膝盖等，但缺点是要施灸者躺在床上才能实现，灵活性稍差一些。

　　现在有些灸友已经把艾灸养生变成一种离不开的生活习惯，大椎、足三里、命门、关元，这些都是灸友们经常施灸的养生大穴，那有没有一些产品可以固定在身上这几个大穴，安全简单又效果好呢？几种不同材料的艾灸罐可以帮您解决以上的问题，其特点是可以固定在穴位上，自由走动，灵活方便。

🌿 美容保健的艾灸棒

　　艾灸棒大部分为金属制作，有钢制与铜制两种，使用起来简单、安全，深受年轻人的喜爱。艾灸棒的主要特点是比较适合施灸面部或肌肉比较厚的地方，比如隔面膜施灸祛女性眼袋或随手用艾灸棒滚动施灸酸痛的

◆ 艾灸棒

肌肉等。稍粗的艾灸棒一般可用于肌肉较多的部位，如四肢部位，配合使用直径
1.5～1.8厘米的优质艾条；比较细的艾灸棒比较适合用于面部和眼部的美容保健，
配合使用的是直径0.7厘米的艾条。

发烧级别的艾灸椅

随着喜爱艾灸人群的增多，为了更好地享受艾灸带来的健康和喜悦，灸友们想出了很多奇妙的施灸方法，甚至不计成本，业内称这部分人群为"艾灸发烧友"。文中给大家展示的就是一个艾灸发烧友的作品——艾灸椅。

最初有一部分患有前列腺炎、痔疮、阴道炎的灸友试图施灸人体一个极为重要的穴位：会阴穴。此穴因处于下方，很多喜欢修静功的养生人士经常将此穴与头顶百会穴相比，称为"天穴"与"地穴"。会阴穴为"一源三岐"

◆ 艾灸椅

所在，即指其为冲脉、任脉、督脉所共出之处，极为重要，效果虽然显著但施灸极为不便，这也就激发了艾灸椅这样的想法。

艾灸椅可放在客厅待客，如为其配上中药垫，效果更好还防烫。

此外还有不以艾为主要原料的灸法，比如灯芯草灸、元寸灸、电器灸等，因本书主要针对非专业人士阅读，家中实际操作并不会经常用到，在此就不再赘述。

轻松取穴，让艾灸功效加倍

近年来，中医养生火热，各种各样的外治养生方法人们都愿意去了解，去体验，但摆在大众面前最现实的难题就是：自己如何准确地找到相应的穴位。在实际临床中，我们也发现很多养生爱好者抱怨自我养生的效果没有书上说的好，主要结症也在找不准自身的穴位。所谓"腧穴不清，效多不明"，在艾灸自我养生中，同样需要把自身的穴位找准，才能获得更好的施灸效果。

灸学泰斗周楣声曾在《灸绳》中说："灸是指用火在孔穴上进行烧灼之意。"并认为"艾热必须作用在孔穴的一点上，效果才能发挥，感传才能出现，使气至病所"。

从周老的论述中不难看出，基于效果诉求的艾灸养生，穴位点的准确性至关重要，普通的家中自我养生则不必过分强求，但作为普通人身高不同、体重不同、胖瘦不同，如何能一次准确找到相应的穴位，的确给养生界人士出了个巨大的难题。

在2005年，广州汉灸的陈国平老师与众多艾灸知名企业研发人员及解剖专家、经穴专家等探讨过如上问题，后来经过几十人近五六年的辛苦探索，终于发明了一套简单准确的取穴方法，这就是汉灸取穴法。

◆ 足三里穴取穴

◆ 三阴交穴取穴

◆ 曲池穴取穴　　　　　　　◆ 合谷穴取穴

　　汉灸取穴法根据人们不同的身高，以标准模板辅助有效修正的方法，将传统取穴中的"寸"换算成厘米，再配合一定的工具便能准确地定位相应穴位。经过几年的应用，这套取穴方法得到了业内众多人士认可并广泛使用，在此展示给广大的养生爱好者，希望大家不再为取穴不准而发愁。

　　当然，除了以上提到的汉灸取穴法，传统中医所应用的取穴方法虽然有些繁复，但也是可行的，下面为常用中医自我取穴方法参照。

🍂 手指度量法

　　中医里有"同身寸"一说，就是用自己的手指作为穴的尺度。人有高矮胖瘦，骨节有长短不同，虽然两人同时各测得1寸长度，但实际距离却是不同的。

◆ 1寸：大拇指指关节横宽　　◆ 1.5寸：食指和中指二指指幅横宽　　◆ 3寸：食指、中指、无名指和小指四指指幅横宽

🍂 标志参照法

　　固定标志：如眉毛、脚踝、指甲或趾甲、乳头、肝脏等，都是常见判别穴位的标志。

　　如：印堂穴位于双眉的正中央，素髎穴位于鼻尖处。

动作标志：必须采取相应的动作姿势才能出现的标志，如张口取耳屏前凹陷处即为听宫穴。

◆ 印堂穴

◆ 听宫穴

🦋 身体度量法

利用身体的部位及线条作为简单的参考度量，也是找穴的一个好方法。如膻中穴在前正中线上，两乳之间。

◆ 膻中穴

灸后的"排病"反应，代表身体在好转

有一些人反映，在艾灸治疗的过程中，本来没病好好的，却灸出别的毛病来；或者本来是这里的病，艾灸后那里却出现了别的毛病。这其实是艾灸过程中出现的各种"排病"反应，是疾病开始好转的象征，此时若坚持灸疗，会取得更好的疗效。以下是比较常见的几种"排病"现象。

口渴

有些人在艾灸之后会口渴，这是正常的。这是因为艾灸时候体内新陈代谢加速所致。艾灸后可以适量多喝红糖水或温开水，更有助于身体排出毒素。注意不要喝菊花茶等寒凉性质的饮料，否则会影响艾灸的效果。

皮肤潮红

有很多人艾灸后身上会出现很多类似于过敏的红疹，其实这并不是过敏，而是元气逐渐旺盛后驱赶病邪外出的表现。艾灸时，由于热力的作用，会使局部的毛细血管扩张，刺激血液流动，所以会出现皮肤潮红的现象。此时应该继续施灸直至病邪完全排除，防止病邪入里侵蚀脏腑。

上火

很多人在艾灸后会出现口干舌燥的现象，这表明体内阴阳正在调整，阴不胜阳。这时可以多喝点温开水。

有的人甚至还会觉得喉咙异常干燥，而且会出现各种炎症，这是因为病邪在逐渐外发，出现炎症的地方正是病邪被驱赶外排的地方，此时应该继续坚持艾灸，直到病邪完全被排除。

🕊 传感现象

施灸部位或远离施灸的部位产生其他感觉。透热，艾灸热能从施灸处皮肤表面直接向深部组织穿透，甚至直达胸腹腔；灸热以施灸点为中心向周围扩散传热，并开始循经络向远部传导，甚至直达病灶。施灸部位表面不热或微热，而皮肤下深部组织，甚至胸腹腔脏器感觉很热。施灸部位或远离施灸部位产生其他非热感觉，例如酸、胀、麻、热、重等。

上述灸感传导之处，病症随之缓解，施灸部位产生的热、胀、痛等感觉发生深透远传，所到之处病症随之缓解。

灸感传导主要通过经络来完成，所以有灸感传导的患者体内经络比较通畅，康复速度也比较快。

🕊 失眠

艾灸后有一些人会出现失眠的症状，一般初次艾灸后的失眠多表现出疲乏无力，此时应该继续施灸。经过一段时间的艾灸后，即便还有睡眠少的现象，白天也会精力充沛，不会出现疲乏无力的现象。

这是艾灸治疗的过程中可能会出现的一种反应，如果精力充足，则不需要因为睡眠时间的不足而烦恼，也不要刻意用安眠药帮助入睡来凑够睡眠的时间。

🕊 抑郁

还有很多人会出现类似抑郁症的现象，会感觉体内郁积着气息。这是因为艾灸在调整全身气血，使原本壅滞的气息被激荡而被人体所感受到。

这时可以找人倾诉，也可以到旷野处大哭或大喊，一定要发泄出来，不要郁闷在心，免得徒增新疾。

🕊 出现灸疱、灸疮

通常用工具施灸或艾条温和灸，很少有人起水疱（灸花），一般出现水疱的人都为湿气过重之人，有的人水疱并没有出现在艾灸部位，而是出现在其相应的经络上。

其实，这是邪气外排的表现。但凡起疱的部位，都有病邪存在，都要给它一个出路，那么就起疱了或者起红疹了。往往疱愈后，身体内的疾病就会感觉少了一些。

出现灸疱之后不要惊慌，应该注意以下几点：

（1）停止艾灸或对着灸疱灸，待灸疮愈合后，继续施灸。如果灸疱面积较大，可用清艾条温和灸的方式来温灸疱面，这样疱容易萎缩、结痂，恢复也就快一些。

（2）注意对灸疱处皮肤的保护，避免衣服摩擦，也不可用敷料盖住灸疱。

（3）小的灸疱可以自然吸收，大的灸疱可以用消毒过的针具刺破，然后用药用棉签拭干渗出的液体，过几天，灸疱会萎缩、结痂。用针刺破水疱，可以用药店卖的一次性放血针，也可以用家里缝衣服的针，但要消毒之后才能使用。

灸疱破溃受感染化脓后，我们就称之为灸疮。

出现灸疮也不用怕，从实践来看，发灸疮的人康复得会更快一些。灸疮溃烂出脓一般先从周围开始，在灸后20天左右结黑痂脱落。

灸疮溃发后，可以每天在灸疮周围用浓度为75％的酒精消毒，用干棉球吸干表面脓液，不可以清理脓苔，否则不但会引起灸疮疼痛，还会阻碍脓液外渗。

灸疮期间应坚持温和灸，使创面干燥、早日结痂，也可使艾灸效力持续。

Part 2

步入女人的私密花园，
　妇科烦恼一扫光

月经不调、痛经、白带异常、阴道炎等妇科疾病让女性总是处在尴尬与烦恼中，还给身体带来伤害。艾灸这种神奇的养生疗法，不仅是妇科良方，也是女性健康的护身符。艾灸能祛寒祛湿、固表止脱，不仅能轻松驱除妇科疾病，还能从根源上为美丽保驾护航，让您轻松自信地面对生活。

痛经
通则不痛，升阳祛寒疗效好

南方的夏天给人最大的感受是一个字："热"。为了避暑，人们想出了各种招数，如吃西瓜、喝冰水、游泳等，而最常见的办法就是躲在房间里吹空调。为了快速地达到降温效果，大家习惯于将空调的温度开得很低。于是一个有趣的现象就出现了，室外的人穿着短袖冒着汗，室内的人吹着冷气穿着长袖。

我的艾灸馆里刚来的美女笑笑就是其中一个。

笑笑特别怕冷，天气稍凉一点她就手脚冰凉。笑笑说在她以前的公司，办公室里大多是年轻血气方刚的男同事，才进入初夏，办公室的温度就早早地下降到了22℃左右。

每到这时她都左右为难，既要考虑到大多数人的感受，又不敢穿得太薄，所以只好长期在办公室里准备一件外套。往往还是深秋的时候，别人穿一件厚外套，她却要穿上小棉袄了，同事们都亲昵地称她为"小熊宝宝"，可是"小熊宝宝"有更苦恼的事情：冰冷的冬夜，冰冷的床单。

即使盖着厚厚的棉被，保暖的羽绒被，她仍然感觉被子里冷冰冰没有一丝热气，有时候甚至不得不像老年人一样铺上电热毯，怀里抱着暖宝才能睡着。最要命的是来月经的时候经常痛得脸色发青，甚至只能卧床休养。有一次月经期间，公司正好安排她主持一个重要的会议，前一天还精力充沛的她，却因为疼得起不来床，只能临时请假，公司只得临时找人代替。这次突发事件对公司造成了一定的损失，虽然公司领导了解到笑笑的特殊情况后，并没有追究，但是责任心很强的笑笑却感到内疚不已。

有一次笑笑趁着休息时间特意让我帮她看看。她不知道的是，我其实早就在观察她了，小姑娘不仅特别怕冷，还不敢吃寒凉的东西，吃凉一点的东西搞不好还会拉肚子。我故意逗她说："你的肾可能出了毛病，中医管你这种状况叫作'肾阳虚'。不赶紧治的话，以后可能会出大毛病哦。"

她紧张地问我有没有什么好办法。我笑着对她说："不用太担心，不是特别严重。"我问她是不是经常感觉腰酸背痛、手脚冰凉，并且经常会出现痛经的现象。

她连连点头称是："对呀，我都不敢跟别人握手，怕别人觉得我的手像冰块一样冷。"

我接着跟她解释道：肾主一身之阳，当肾阳不足，子宫得不到阳气温煦，就会造成寒气凝聚，经络不通、血行不畅。中医说"不通则痛，痛则不通"，就是这个道理。而你出现的怕冷、手脚冰凉、腰膝酸软等症状正好与"肾阳虚"相符。

听完我的解释，笑笑着急地问我该吃什么药才能治好。我告诉她："那就用我们传统的中医灸疗办法——艾灸。一般在1~3个疗程后，体内寒气过重，痛经、手脚冰冷等症状就会有明显的好转。"

我说："你近水楼台先得月，以后一段时间我亲自给你做一做艾灸，你就不用怕跟别人握手啦。"笑笑果真按照我的嘱咐，坚持做了一段时间艾灸。有一天她伸出手来说："邓老师，谢谢你哦。"我愣了一下，原来小丫头是让我感受她的手现在是热热的，让人觉得温暖。

🌿 选穴汇总：大椎穴、肺俞穴、风门穴、中脘穴、关元穴

穴位精要

大椎穴：大椎穴属督脉，有通督行气、贯通督脉上下的作用，艾灸此穴能通畅
经络，消除血气淤滞。

肺俞穴：肺脏经气输注于背部的穴位，艾灸此穴可以补肺气，调肺脏。

风门穴：益气固卫，提升体内气血运化能力。

中脘穴：能暖胃健脾，提高胃部水谷精微运化能力，提升脾脏的造血能力。

关元穴：具有补肾益精、回阳固脱、调理冲任、扶正固本的作用。艾灸此穴能
有效提升体内阳气，祛除体内寒气，通经畅血。

取穴技巧

大椎穴

在背部，取穴时将身体正直，一只手伸到颈后，食指所触摸的颈部最高点下凹陷中即为此穴。

中脘穴

在身体中线，肚脐上方一手掌的距离处。

关元穴

在下腹部，前正中线上，脐下3寸处。

风门穴

在背部，第二胸椎棘突下，旁开1.5寸处。

肺俞穴

在背部，第三胸椎棘突下，两侧旁开1.5寸处。

疗法 1

悬灸仪悬灸

疗效指数 ★★★★☆　环保指数 ★★★★☆
便利指数 ★★★★★　安全指数 ★★★★☆

风门　肺俞　　　　　大椎

Step. 1 按揉肺俞穴、风门穴、大椎穴。或腰背开穴按摩，整体调理。

Step. 2 悬灸仪温灸肺俞穴、风门穴、大椎穴，约20分钟。

中脘　关元

Step. 3 手法按揉关元穴、中脘穴。或做整个腹部按摩之后重点按摩关元穴、中脘穴。

Step. 4 悬灸仪温灸关元穴与中脘穴，约30分钟。

操作要领

1. 按摩穴位的同时，用酒精灯燃烧无烟艾预热悬灸仪。

2. 注意观察受灸者的温度反应，适时调整。

疗法 2 艾条灸

疗效指数 ★★★★★　环保指数 ★★★☆☆
便利指数 ★★☆☆☆　安全指数 ★★★★☆

Step. 1 拇指依次按摩肺俞穴、风门穴、大椎穴。

Step. 2 手持艾条依次温灸肺俞穴、风门穴、大椎穴。每穴5~10分钟。

Step. 3 拇指依次按摩关元穴、中脘穴。

Step. 4 手持艾条依次温灸关元穴、中脘穴。每穴5~10分钟。

操作要领

1. 按摩穴位的同时，用酒精灯点燃艾条。

2. 注意观察受灸者的温度反应，适时调整。

3. 手法上采用雀啄灸、回旋灸、定点温灸配合运作。

4. 注意随时清理艾条上的艾灰，以免掉落烫伤受灸者。

疗法 3 艾灸罐自助灸

疗效指数 ★★★☆☆　环保指数 ★★☆☆☆
便利指数 ★★★★★　安全指数 ★★★☆☆

Step.1 艾灸罐依次灸肺俞穴、风门穴、大椎穴。每穴15～20分钟。

Step.2 艾灸罐依次灸关元穴、中脘穴。每穴15～20分钟。

操作要领

1. 艾灸时注意艾灰的清理。
2. 在使用时注意受灸者的温度反应，有必要时可以隔纸巾或薄的毛巾进行滚灸，以免皮肤烫伤。

艾灸tips

◇ 施灸期间避免受寒，可在腹部温敷以缓解疼痛。
◇ 在做艾灸前可以适当用盐水或艾汤泡脚，可以加强艾灸效果。
◇ 在做艾灸期间忌食生冷及刺激性食物。
◇ 保持乐观心态，适时调整自己的情绪。
◇ 可配合中药内服及局部揉按治疗。
◇ 每天1次，10次为1个疗程，2～3个疗程即可。

月经失调
疏肝养血，艾灸令气血正常运行

我有个朋友是政府办证大厅的办事员。很多人都认为这份工作很清闲，其实不然。

因为每天都有大量的证件需要办理，她经常忙得连吃午饭的时间都没有，常常在岗位上一坐就是八九个小时。即便这样，也并不是所有的人都能理解她的辛苦，相反还经常受到别人的白眼。

有一天她刚刚上班，才走到办公室门口就发现有好几个人神情焦急地在等着，她赶紧到办公室坐下来。一坐到椅子上，就觉得有什么不对劲。她心里"咯噔"一下，猜想是不是例假来了，不过转念一算，还没到日子呢，应该不是。她也就顾不得那么多，专心地开始一天的工作。直到中午下班，她赶紧站起身跑到卫生间，还真是"好朋友"提前驾到了。好在她平时有在包里预备卫生巾的习惯，要不然可真的糗大了。

从那天后，接下来的一个月出现了更离谱的现象，竟然来了两次月经。搞得她心烦气躁，工作状态也不好，还引发了一点家庭小争吵。这不，趁着星期天能有一点时间休息，她就到我这里来了，让我帮她调理调理。

她抱怨说："老邓，你平时都给别人做艾灸，今天也给我看看，我这是怎么回事，例假怎么会提前呢？"

我看她着急的模样，问她："你平时工作压力太大了吧？"她说："干我们这一行的，别人不理解，你还不清楚？前一段时间要迎接上级检查，全单位的人都在加班加点。你说我能落在别人后面吗？只好每天都和同事一起加班到凌晨。哎，好不容易回到家吧，还要做家务带孩子。说真的，再这样下去我都要崩溃了。"

我严肃地告诉她："你再这样当'拼命三郎'的话，别说心理崩溃，身体也会垮掉的，到时候可就不是例假提前这么简单了。"

她听到这话，神情有些紧张，说："那到底是什么原因引起的？你可一定要给我治好哦，要不然，哼，我可要去砸你们的牌子了。"

我笑着说，"别，就冲我们的交情，我也得尽心给你治不是？你的这种情况呢，主要是因为生活不规律、心理压力过大引起了肝和脾上面的毛病。肝是我们情绪的'主管'，你长期生活压力过大，肝不能够及时疏泄体内的火气，月经也就不正常。脾是主管血液运行的，这段时间你太过劳累，饮食不规律，脾得不到足够的营养，就没办法使气血正常运行，月经提前自然不足为怪了。"

她想了想，觉得挺有道理，又对我说，"那你帮我好好调理调理吧。"

我给她做了一次艾灸，接着让她回去自己依葫芦画瓢。过了一段时间之后，她兴冲冲地来说："老邓，看来我要大力宣传你这块牌子了。艾灸的效果还真不错，我灸了一段时间之后，现在能感觉到自己的小腹暖暖的，很舒服。'大姨妈'也正常了。"

🌿 选穴汇总：太冲穴、足三里穴、脾俞穴、次髎穴

穴位精要

太冲穴： 疏肝养血。艾灸此穴可治疗月经不调、痛经、闭经、带下等妇科疾病。

足三里穴： 艾灸此穴能有效提升身体的免疫力、增强抗病能力，业内有一句话这样说：常按足三里，胜吃老母鸡。

脾俞穴： 艾灸此穴能健脾和胃，促使体内气血正常运行，从而起到调理月经的作用。

次髎穴： 艾灸此穴能强腰补肾，调经活血，还有行气止痛的效果。

取穴技巧

脾俞穴
在背部，第十一胸椎棘突下，旁开1.5寸。

次髎穴
在髂后上棘下与后正中线之间，适对第二骶后孔中。

足三里穴
由外膝眼向下量四横指，在腓骨与胫骨之间，由胫骨旁量一横指。

太冲穴
正坐，手指沿拇趾、次趾夹缝向上移压，压至能感觉到动脉应手，即是太冲穴。

疗法 1 悬灸仪悬灸

疗效指数 ★★★★☆ 环保指数 ★★★★☆
便利指数 ★★★★★ 安全指数 ★★★★☆

次髎
脾俞

Step. 1 手法按摩次髎穴、脾俞穴。或腰背开穴按摩，整体调理。每穴约5分钟。

Step. 2 悬灸仪温灸次髎穴、脾俞穴，约30分钟。

足三里
太冲

Step. 3 手法按揉足三里穴、太冲穴。每穴约5分钟。

足三里
太冲

Step. 4 无烟艾依次定点温灸足三里穴、太冲穴。每穴10～15分钟。

操作要领

1.按摩穴位的同时，用酒精灯燃烧无烟艾预热悬灸仪。

2.注意观察受灸者的温度反应，适时调整。

疗法 2 艾条灸

疗效指数 ★★★★★　环保指数 ★★★☆☆
便利指数 ★★★☆☆　安全指数 ★★★★☆

次髎
脾俞

Step. 1 拇指依次按摩次髎穴、脾俞穴。每穴约5分钟。

脾俞
次髎

Step. 2 用艾条依次温灸次髎穴、脾俞穴。每穴5~10分钟。

足三里
太冲

Step. 3 拇指依次按摩足三里穴、太冲穴。每穴约5分钟。

足三里
太冲

Step. 4 手持艾条依次温灸足三里穴、太冲穴，每穴5~10分钟。

 操作要领

1. 按摩穴位的同时，用酒精灯点燃艾条。

2. 注意观察受灸者的温度反应，适时调整。

3. 手法上采用雀啄灸、回旋灸、定点温灸配合运作。

4. 注意随时清理艾条上的艾灰，以免掉落烫伤受灸者。

疗法 **3** 艾灸罐自助灸

疗效指数 ★★★☆☆ 环保指数 ★★☆☆☆
便利指数 ★★★★★ 安全指数 ★★★☆☆

次髎
脾俞
足三里
太冲

Step. **1** 艾灸罐依次灸次髎穴、脾俞穴。

Step. **2** 艾灸罐依次灸足三里穴、太冲穴。

操作要领

1. 艾灸时注意艾灰的清理。
2. 在使用时注意自我皮肤的温度适应，必要时可以隔纸巾或薄的毛巾进行滚灸，以免皮肤烫伤。

艾灸 tips

◇ 施灸期间注意休息，不要熬夜。
◇ 在做艾灸前可以适当用盐水或当归汤泡脚，可以加强艾灸效果。
◇ 在做艾灸期间忌食生冷及刺激性食物。
◇ 保持乐观心态，适时调整自己的情绪。
◇ 可配合相应的中成药内服，如妇科调经片或逍遥丸。
◇ 每天1次，10次为1个疗程，2~3个疗程即可。

月经稀少
家有三年艾，郎中不用来

刚刚接触艾灸那会儿，带我的老师是一个在妇科方面临床经验十分丰富的老中医。

她宅心仁厚，医术高明，很多患者排队找她看病。

有一天我去门诊找她，见她正在给一位十七八岁的女孩做艾灸。

我非常好奇艾叶灸治的治疗原理，于是请教老师。老师告诉我，艾叶是一种向阳生长的植物，属阳，遇火燃烧之后，更是至阳之物。艾火的穿透力很强，灸疗身体穴位，阳气能很快穿透皮肤到达病痛之处，通经活络，驱寒保暖。

老师还特别叮嘱我，用作艾灸的艾叶，必须是陈年的艾草。因为当年生长的艾草内油脂过多，燃烧时候产生的艾火属燥火，容易伤人筋脉。陈艾经过沉淀，不好的成分已经挥发了，这时的"火"是润火，并且火力持久，穿透力强。古人常讲：家有三年艾，郎中不用来。也正是说明这个道理。

接着老师便给这个女孩做艾灸，还一边给我临床指导。老师说这个女孩体质偏寒，加上她平时喜欢晚上洗头发，常常头发还湿漉漉的就上床睡觉了。时间一久，寒气就由头部深入并且淤积在体内了。而且她为了保持苗条的身材，经常节食，身体得不到足够的营养，导致脾虚。脾主气血，当脾气虚弱，则不能摄血，导致气血虚弱，月经量就会稀少。再看看那个女孩，身形瘦弱，脸色苍白。

老师给她灸疗了足三里、气海、血海、三阴交、公孙这几个穴位，大约半小时之后，女孩就惊喜地说，她觉得小腹热热的，很舒服。老师告诫她，光一次艾灸没有什么效果，还得配合食疗，在治疗的过程中要坚决远离冰冷的食物（比如冷饮之类），注意保暖，而且以后坚决不能为了身材苗条而节食。并嘱咐她回去之后，自我进行艾灸。

一段时间之后，女孩来门诊复诊，我明显看得出她的脸色比以前红润了许多，整个人看起来也比以前有活力了。

她高兴地对我说，身体恢复健康，有活力的感觉真好。

🍃 选穴汇总：足三里穴、气海穴、血海穴、三阴交穴、公孙穴

穴位精要

足三里穴： 月经稀少的原因之一是体内气血不足，艾灸此穴有调理脾胃、补中益气的作用，能提升体内气血运行能力。

气海穴： 艾灸此穴不仅能温煦腹部及子宫，还有很好的调理月经的功效。

血海穴： 艾灸此穴具有调经统血、健脾化湿的作用，还能提高脾脏运化能力。

三阴交穴： 艾灸此穴具有健脾胃、益肝肾、调经带、治疗各种妇科病症的作用。

公孙穴： 艾灸此穴具有健脾益胃、通调冲脉（冲脉主管月经）的作用。

取穴技巧

三阴交穴
在小腿内侧，脚踝骨的最高点往上3寸处（自己的手横着放，约四根手指横着的宽度）。

气海穴
在下腹部，前正中线上，当脐中下二横指。

血海穴
正坐屈膝，手掌按在髌骨上，指甲朝向身体，掌心对准髌骨顶端，拇指指向内侧，拇指尖下即为血海穴。

公孙穴
足内侧一般都有一块突出的小骨头，在它的下面是太白穴，太白穴后面1寸处即是公孙穴。

足三里穴
由外膝眼向下量四横指，在腓骨与胫骨之间，由胫骨旁量一横指。

悬灸仪悬灸

疗效指数 ★★★★☆　环保指数 ★★★★☆
便利指数 ★★★★★　安全指数 ★★★★☆

气海

Step. 1 手法按摩气海穴，或小腹部按摩。每穴约5分钟。

Step. 2 悬灸仪温灸气海穴30～40分钟。

三阴交
公孙　血海

Step. 3 手法按揉足三里穴（标示见右图）、血海穴、三阴交穴、公孙穴。每穴约5分钟。

血海　三阴交　公孙
足三里

Step. 4 在悬灸仪灸气海穴的同时，手持无烟艾定点温灸足三里穴、血海穴、三阴交穴、公孙穴。每穴10～15分钟。左右双穴同灸。

操作要领

1. 按摩穴位的同时，用酒精灯燃烧无烟艾预热悬灸仪。

2. 注意观察受灸者的温度反应，适时调整。

3. 注意清洁手持的无烟艾条上的艾灰，防止烫伤受灸者。

艾条灸

疗效指数 ★★★★★　环保指数 ★★★☆☆
便利指数 ★★★☆☆　安全指数 ★★★★☆

气海　足三里　血海　三阴交　公孙

Step. **1**　依次按摩气海穴、足三里穴、血海穴、三阴交穴、公孙穴。每穴1～5分钟。

气海　足三里　血海　三阴交　公孙

Step. **2**　手持艾条依次温灸气海穴、足三里穴、血海穴、三阴交、公孙穴。每穴5～10分钟。

操作要领

1. 按摩穴位的同时，用酒精灯点燃艾条。

2. 注意观察受灸者的温度反应，适时调整。

3. 手法上采用雀啄灸、回旋灸、定点温灸配合运作。

4. 注意随时清理艾条上的艾灰，以免掉落烫伤受灸者。

5. 每穴以皮肤潮红为度。

疗法 3 艾灸罐自助灸

疗效指数 ★★★★★ 环保指数 ★★★☆☆
便利指数 ★★★☆☆ 安全指数 ★★★★☆

气海

足三里

血海

Step. 艾灸罐依次灸气海穴、足三里穴、血海穴、三阴交穴、公孙穴。每穴1~5分钟。

三阴交

公孙

艾灸
tips

操作
要领

1. 艾灸时注意艾灰的清理。

2. 在使用时注意受灸者的温度反应，必要时可以隔纸巾或薄的毛巾进行滚灸，以免皮肤烫伤。

◇ 施灸期间注意休息，不要熬夜。

◇ 在做艾灸前可以适当用四君子汤（人参、白术、茯苓、甘草煮水）泡脚，可以加强艾灸效果。

◇ 在做艾灸期间忌食生冷及刺激性食物。

◇ 保持乐观心态，适时调整自己的情绪。

◇ 可配合相应的中成药内服，如八珍丸。

◇ 每天1次，10次为1个疗程，2~3个疗程即可。

闭经
滋补肝肾，女人如花全靠气血养

人们常常用花来比喻女人，说女人就像花儿一样娇俏，像花儿一样美好。从中医的角度来解释，这个比喻也十分贴切。女人气血充足，血液循环畅通，则像一朵开得正娇艳的花，香气袭人；气血虚弱，运行受阻的女人则像一朵快要枯萎的花，皱纹、色斑、青春痘等就很快布满花瓣。

曾经接到一个在校女大学生的求助电话。女生说自己总是面色苍白，形体消瘦，还老觉得没有力气。这些都还不算什么，最让她烦心的是例假从小就不准时，而且量很少。

到最近一两年月经居然不来了。妈妈带她看过很多次医生，药也吃了一大堆，都没有特别好的效果。

我问她，"医院写给你的诊断书上，引起闭经的原因是什么？"

她说，医生告诉她是气虚血枯引起的闭经。听到她这样说，我对她的这种病症就有了治疗的把握。

气虚血枯型闭经，实际是脏腑功能失调引起的。以肝肾为例，如果一个人先天肝肾不足，就会肾精不足，肝肾同源，会间接影响肝血的收藏。肝主冲脉，冲脉主管月经，冲脉盛则血海充盈，月经正常。当肝血少，冲脉就没有足够的血液荣养，时间久了就无血可下，从而闭经。从这个女生的症状来看，明显是肝肾虚亏导致的气虚血枯闭经。

出现闭经的现象也不要着急，可以吃一些滋补肝肾的食物，比如枸杞子、银耳、黑木耳、椰子、核桃等，同时可以用艾灸气海穴来调节。

为什么选择气海穴来灸呢？因为气海穴可调经固经，具有很好的调理月经的功效，可以治疗闭经、崩漏、痛经等月经病症。对女性来说，能活跃肾气，补充肾阳不足，促进气血运行，有温经活血、暖宫散寒、防治痛经的作用。

但我敢肯定，这个女生肯定没有完全按照医生的吩咐去做，否则，她的病不会一拖再拖到现在都好不了。于是我郑重地告诫她，这次一定要对自己的病引起重视，按照我说的艾灸方法每天坚持做，再不好好治疗，以后可能会影响生育。

她一听会影响生育，吓坏了，说一定照做。坚持了一段时间之后，她告诉我说，她居然开始慢慢地来月经了。又过了几个月，她惊喜地告诉我，月经开始趋于正常了。

🌿 选穴汇总：脾俞穴、气海穴、关元穴、血海穴

`穴位精要`

脾俞穴： 脾主统血，艾灸此穴能有效增强脾脏的造血能力，对治疗闭经有良好的效果。

气海穴： 气海穴具有调经固经的功效，艾灸此穴能很好的调理月经，对治疗闭经、崩漏、痛经等月经病症有非常好的疗效。

关元穴： 关元穴具有培肾固本、调气回阳的作用。对女性来说，艾灸此穴能活跃肾气，补充肾阳不足，促进气血运行。

血海穴： 正坐屈膝，在大腿内侧，髌骨内侧端上2寸，股四头肌内侧头的隆起处。艾灸此穴具有调经统血、健脾化湿的作用。

`取穴技巧`

血海穴
正坐屈膝，手掌按在髌骨上，指甲朝向身体，掌心对准髌骨顶端，拇指指向内侧，拇指指尖下即为血海穴。

脾俞穴
在背部，第十一胸椎棘突下，两侧旁开1.5寸。

气海穴
在下腹部，前正中线上，当脐中下二横指。

关元穴
在下腹部，前正中线上，脐下3寸处。

疗法 1 悬灸仪无烟灸

疗效指数 ★★★★☆　环保指数 ★★★★☆
便利指数 ★★★★★　安全指数 ★★★★☆

气海　关元

血海　血海

Step. 1 手法按摩气海穴、关元穴，或小腹部整体按摩后重点按摩以上两穴。

Step. 2 悬灸仪温灸气海穴、关元穴30～40分钟。

Step. 3 拇指按揉血海穴。在悬灸仪灸气海穴、关元穴的同时，手持无烟艾定点温灸血海穴。

脾俞

Step. 4 按摩脾俞穴，约5分钟后，用悬灸仪温灸脾俞穴20分钟。

操作
要领

1. 按摩穴位的同时，用酒精灯燃烧无烟艾预热悬灸仪。

2. 注意观察受灸者的温度反应，适时调整。

3. 注意清洁手持的无烟艾条上的艾灰，防止烫伤受灸者。

疗法
2

艾条灸

疗效指数 ★ ★ ★ ★ ★　环保指数 ★ ★ ★ ☆ ☆
便利指数 ★ ★ ☆ ☆ ☆　安全指数 ★ ★ ★ ★ ☆

血海

气海　关元

Step. 1 依次按摩气海穴、关元穴、血海穴。每穴按摩
1～5分钟。

血海

气海　关元

脾俞

脾俞

Step. 2 手持艾条依次温灸气海穴、关元穴、血海穴。每穴5～10分钟。

Step. 3 拇指按揉脾俞穴，1～3分钟后，以艾条温灸此穴10～15分钟。

操作
要领

1. 按摩穴位的同时，用酒精灯点燃艾条。

2. 注意观察受灸者的温度反应，适时调整。

3. 手法上采用雀啄灸、回旋灸、定点温灸配合运作。

4. 注意随时清理艾条上的艾灰，以免掉落烫伤受灸者。

5. 每穴以皮肤潮红为度。

疗法 **3** # 艾灸罐自助灸

疗效指数 ★★★☆☆　环保指数 ★★☆☆☆
便利指数 ★★★★★　安全指数 ★★★☆☆

气海　关元　　　　血海

Step. 1 艾灸罐依次灸或定点灸气海穴、关元穴、血海穴，每穴1～5分钟。

脾俞

Step. 2 艾灸罐灸脾俞穴 1～5分钟。

操作要领

1. 艾灸时注意艾灰的清理。
2. 在使用时注意自我皮肤的温度适应，必要时可以隔纸巾或薄的毛巾进行滚灸，以免皮肤烫伤。

艾灸 tips

◇ 施灸期间注意休息，不要熬夜。

◇ 在做艾灸前可以适当用四物汤泡脚，可以加强艾灸效果。

◇ 在做艾灸期间忌食生冷及刺激性食物。

◇ 保持乐观心态，适时调整自己的情绪。

◇ 注意调节饮食规律。

◇ 每天1次，10次为1个疗程，2～3个疗程即可。

崩漏
艾灸隐白，艾到血止

《红楼梦》里最具个性色彩的人物应当数贾府的"大管家"王熙凤了。她精明果敢，在贾府杀伐决断，可谓是女人中的强者。即使放到现在也是绝对的"御姐"。可正是这样一位"脂粉堆里的英雄"，竟得了一种羞于言说的妇科病——崩漏。

在彻查大观园之后，王熙凤当天夜里便"淋漓不止"。丫鬟平儿悄悄地告诉鸳鸯，"凤姐那月的月事竟沥沥淅淅地没有止住"，急得鸳鸯大呼，"这可不成了血山崩了"。

鸳鸯口中的"血山崩"就是我们现代医学中所说的崩漏，这是一种不规则性的出血，它来去不定时，多少不定。多的时候像河流决堤，奔涌而下，叫作崩；少的时候会绵绵不止或者走了又来，像没拧紧的水龙头，淋漓不断，称之为漏。而且崩和漏还会相互转化交替出现。

中医认为，脾气虚弱是导致崩漏的一个重要原因。脾是我们身体健康的根本保证：当脾气健旺、气血充足时，月经就正常，当脾气虚弱，导致气虚而失血，就会造成月经或崩或漏。脾虚患者同时还会出现头晕目眩、面色苍白、四肢无力、食欲不振、水肿、便血等症。

现在我的灸疗馆里就经常会来一些这样的患者，她们大多是到医院确诊之后，打听到艾灸对治疗崩漏有很好的效果再到我这里来的。

有些患者嫌自己做艾灸麻烦，就每天在馆里灸，有的患者路途太远，就带着灸条回去灸。我建议她们艾灸百会、血海、足三里、隐白等几个穴位，这几个穴位对治疗崩漏有很好的效果。尤其是隐白穴，中医里有"艾灸隐白，艾到血止"这样的话，说明这个穴位在治疗崩漏方面的奇效。

🕊 选穴汇总：脾俞穴、血海穴、足三里穴、百会穴、隐白穴

穴位精要

脾俞穴：脾主统血，统摄血液让其不逸出脉外，艾灸此穴对治疗崩漏有良好的效果。

血海穴：正坐屈膝，在大腿内侧，髌骨内侧端上2寸，股四头肌内侧头的隆起处。艾灸此穴具有调经统血、健脾化湿的作用。

足三里穴：艾灸此穴能调理脾胃，增强身体的运化功能，能有效增强体内气血。

百会穴：百会穴位于人体最高处，是诸阳脉交会的地方，艾灸此穴能升清阳举下陷。

隐白穴：艾灸此穴可增强脾经内的阳热之气，帮助脾统摄血液。中医里有"艾灸隐白，艾到血止"的说法，艾灸此穴对治疗崩漏有效。

取穴技巧

血海穴
正坐屈膝，手掌按在髌骨上，指甲朝向身体，掌心对准髌骨顶端，拇指指向内侧，拇指指尖下即为血海穴。

百会穴
正坐，位于头顶正中心，两耳角直上连线中点处。

足三里穴
由外膝眼向下量四横指，在腓骨与胫骨之间，由胫骨旁量一横指。

隐白穴
大脚趾内侧趾甲根角处。

疗法 1 无烟艾灸罐灸

疗效指数 ★★★☆☆ 环保指数 ★★★★☆
便利指数 ★★★★★ 安全指数 ★★★★☆

百会 · 血海 · 足三里 · 隐白

Step. **1** 拇指按摩百会穴、血海穴、足三里穴、隐白穴。

百会 · 血海 · 足三里 · 隐白

Step. **2** 用灸筒固定在前面四个穴位上同时灸或依次灸，时间为20～25分钟。

脾俞

Step. **3** 拇指按揉脾俞穴。

脾俞

Step. **4** 灸筒固定灸两侧脾俞穴15分钟。

操作要领

1. 按摩穴位的同时，用酒精灯点燃艾条。

2. 注意观察受灸者的温度反应，适时调整。

3. 注意随时清理艾条上的艾灰，以免掉落烫伤受灸者。

4. 每穴以皮肤潮红为度。

疗法 2 艾条灸

疗效指数 ★ ★ ★ ★ ★　环保指数 ★ ★ ★ ☆ ☆

便利指数 ★ ★ ☆ ☆ ☆　安全指数 ★ ★ ★ ★ ☆

百会

足三里

血海

隐白

Step. 1 拇指按摩百会穴、血海穴、足三里穴、隐白穴。每穴按摩1～5分钟。

百会

足三里

血海

隐白

Step. 2 手持艾条依次温灸百会穴、血海穴、足三里穴、隐白穴。每穴5～10分钟。

脾俞

脾俞

Step. 3 拇指按揉脾俞穴1～3分钟，然后以艾条温灸此穴10～15分钟。

操作
要领

1. 按摩穴位的同时，用酒精灯点燃艾条。

2. 注意观察受灸者的温度反应，适时调整。

3. 手法上采用雀啄灸、回旋灸、定点温灸配合运作。

4. 注意随时清理艾条上的艾灰，以免掉落烫伤受灸者。

5. 每穴以皮肤潮红为度。

随身自助灸

疗效指数 ★★★☆☆ 环保指数 ★★☆☆☆
便利指数 ★★★★★ 安全指数 ★★★☆☆

百会

血海

足三里

隐白

Step. 把艾炷点燃放入随身灸灸盒里，分别固定在百会穴、血海穴、足三里穴、
隐白穴上，同时灸以上穴位，时间为15~20分钟，或以皮肤潮红为度。

操作
要领

1. 艾灸时注意艾灰的清理。

2. 在使用时注意受灸者的温
度反应，必要时可以隔纸巾
或薄的毛巾进行滚灸，以免
皮肤烫伤。

艾灸
tips

◇ 施灸期间注意休息，不要熬夜。

◇ 在做艾灸期间忌食生冷及刺激性食物。

◇ 保持乐观心态，适时调整自己的情绪。

◇ 每天1次，10次为1个疗程，2~3个疗程即可。

白带异味
祛湿、健脾、补肾，还身体清爽

美女都喜欢夏天，裙裾生风，清爽宜人，美好的身材可以尽情展现。然而，夏日的阳光虽然让女性享受了性感特权，却也带给女性很多烦恼！

长期和艾灸打交道，很多女性患者跟我诉苦。因为生理结构和男人不同，女性私处总会分泌一些白色透明状像鸡蛋清之类的东西，医生管这个叫作白带。正常情况下白带无味无刺激性，它含有乳酸杆菌、溶菌酶和抗体，能够有效抑制在私处生长的细菌，是女性身体健康的一剂良药。和老公亲热的时候，它还有润滑的作用！但如果私处有炎症，它就会变得跟糨糊一样浓稠，多得吓人。尤其是闷热的夏天，稍不注意可能还会产生臭味。

有这些问题的女性可就享受不了夏日的美丽了，对她们而言，夏日不再是清爽和美丽，而是痛苦和折磨。有人说，电视上不是经常播那个什么"洗洗更健康"的广告吗？去买点洗液回来洗洗不就没事了。可他们怎么能明白，这些药只治标不治本，往往一旦停药，私处不干净的感觉又立马会回来。

那到底是什么原因引起的白带异常呢？许多患者都问过这个问题，其实这得从我们自己的身体来找原因。从中医学角度来说，女性白带过多主要有三方面的原因：一是脾虚。因为脾是运化水湿的，脾虚了，运化水湿的能力也会减弱，造成人体气血不足。气不足，那么脾收摄的能力就会下降，藏不住东西，所以白带的量比较多。二是肾虚。肾主水，肾虚也会导致水的气化与运输不畅，造成阴液下行，酿成带下病。这类女性白带量比较多，质稀，还会出现腰酸、怕冷的症状。三是湿热。外部环境湿热和自身内湿都易损伤任、冲二脉，从而形成带下。

白带过多有异味的女性，要根据自己的实际情况对症下药，不能不辨病因地胡乱用药。

❧ 选穴汇总：水道穴、气海穴、中极穴、带脉穴

穴位精要

水道穴：艾灸此穴有利水、通淋、消肿的作用，能有效祛湿，缓解白带异常。

气海穴：艾灸此穴能有效提升体内阳气，有助于脾的升提功能发挥。

中极穴：艾灸此穴能益肾兴阳，化湿驱邪，对治疗白带异常有很好的效果。

带脉穴：艾灸此穴能有效祛除体湿，具有收湿止带的作用。

取穴技巧

气海穴
在下腹部，前正中线上，当脐中下二横指。

中极穴
在腹部，前正中线上，脐下4寸。

带脉穴
位于章门穴下方。章门穴为弯曲肘接触侧腹时，肘碰到的身体部位。带脉穴高度大约与肚脐相同。

水道穴
在天枢直下3寸，关元穴(任脉)旁开2寸处。

疗法 1 悬灸仪悬灸

疗效指数 ★★★★☆　环保指数 ★★★★☆
便利指数 ★★★★★　安全指数 ★★★★☆

气海　中极　水道　带脉

Step. 1　按摩气海穴、中极穴、水道穴、带脉穴，每穴1～5分钟。

Step. 2　悬灸仪固定在前面三大穴位，共30～45分钟。

Step. 3　侧身悬灸带脉穴，左右各20分钟。

操作要领

1. 按摩穴位的同时，用酒精灯点燃艾条。
2. 注意观察受灸者的温度反应，适时调整。

疗法 2 艾条灸

疗效指数 ★★★★★ 环保指数 ★★★☆☆
便利指数 ★★★☆☆ 安全指数 ★★★★☆

Step. 1 拇指按摩气海穴、中极穴、水道穴、带脉穴，每穴1~5分钟。

Step. 2 手持艾条依次温灸气海穴、中极穴、水道穴、带脉穴，每穴10~15分钟。

操作要领

1. 按摩穴位的同时，用酒精灯点燃艾条。
2. 注意观察受灸者的温度反应，适时调整。
3. 手法上采用雀啄灸、回旋灸、定点温灸配合运作。
4. 注意随时清理艾条上的艾灰，以免掉落烫伤受灸者。
5. 每穴以皮肤潮红为度。

疗法 3 # 随身自助灸

疗效指数 ★★★☆☆　环保指数 ★★☆☆☆
便利指数 ★★★★★　安全指数 ★★★☆☆

带脉

水道

中极
气海

Step. 把艾炷点燃放入随身灸灸盒里，分别固定在气海
穴、中极穴、水道穴、带脉穴上，时间为15～20分
钟或以皮肤潮红为度。

操作
要领

1. 艾灸时注意艾灰的清理。

2. 在使用时注意自我皮肤的温
度适应，必要时可以隔纸巾
或薄的毛巾进行滚灸，防止
皮肤烫伤。

艾灸
tips

◇ 施灸期间注意休息，不要熬夜。

◇ 在做艾灸前可以适当用薏米、砂仁煮水泡脚，可
以加强祛湿效果。

◇ 忌食辛辣及刺激性食物。

◇ 保持乐观心态，适时调整自己的情绪。

◇ 注意个人卫生，尽量调节好性生活，避免感染。

◇ 每天1次，10次为1个疗程，2～3个疗程即可。

乳房胀痛
平肝泄热，缓解精神压力

有一天将近中午，我准备下班回家，来了一位以前的同事。我们曾经在一个办公室工作过好几个月，关系很不错。后来因为我的工作调动，大家见面的机会很少。一见是她，我很惊讶也很高兴，拉着她要请她出去吃午饭，又问她过来的原因，谁知原本脸上笑意盈盈的她变得愁云密布，这时从门后面躲躲闪闪地走出来一个女孩。一问，才知道是她的女儿，我很惊讶，在我的印象中她的女儿还是一个可爱的留着娃娃头的小丫头，真没想到几年不见竟然已经长成了一个亭亭玉立的大姑娘。

她害羞地站在同事身后不肯说话，同事见状，神秘地把我拉到里间，向我说出令她烦心已久的事情。

原来问题就出在她女儿莉莉身上，莉莉正处于青春期，出落得非常漂亮，身材修长，皮肤精致无瑕，只是脸上没有笑容，而且嘴角还冒出了几颗小痘痘。她总是无精打采，一副心事重重的样子，同事在跟我描述病情的时候，她显得很焦躁也很不耐烦。

同事告诉我，最近一年，莉莉每次例假来临前四五天的时候，乳房总是有很强烈的疼痛感，有时候痛得连内衣都不敢穿。用手轻轻一碰像有针扎一般的刺痛感觉。

十七八岁的她正是爱美的花样年华，出现这种情况之后，例假来的前几天她总是很烦躁，不愿跟人交流。最近还经常莫名其妙地对身边的人发火，使得她的朋友也慢慢疏远了她。对她打击更大的是快速下滑的成绩。以前她在班上都是遥遥领先，现在却掉到了二十几名。

同事很着急，虽然她也稍微懂一点医学常识，但是面对女儿身上出现的这种变化，做母亲的也是心有余而力不足。

这不，昨天她带着女儿去医院检查，医生就简单地给她说了一句：经前期紧张综合征，多注意情绪就行了。开了一些中成药让她回去吃。

同事觉得不放心，就过来问我有没有什么好法子。听完同事的描述，再看看莉莉的病历，我笑着说，你这次还真来对了。莉莉这个病呢，其实也不严重，主要是因为学习压力过大导致精神过分紧张，进而影响到了肝的疏泄作用。肝对全身气机起着疏通和调畅的作用，促使全身之气通而不滞，散而不郁。莉莉精神压力过大导致肝疏泄功能受到影响，疏通升发无力导致肝郁气滞，表现为胸胁胀满，乳房胀痛不已。她表现出来的易怒、烦躁、失眠等症状都是由于肝郁气滞引起的。

她的这种情况，做一做艾灸就好了。同事一听，面露难色地说，她女儿要参加高考，正是紧张的时候，可能没时间过来。我笑着告诉她，你不用来，我教你方法，你自己回去操作就好了。

🌿 选穴汇总：肝俞穴、乳根穴、太冲穴

穴位精要

肝俞穴：艾灸此穴能疏肝理气，调畅情志，缓解经期乳房胀痛。

乳根穴：艾灸此穴能疏通乳房局部气血的运行，消除经期乳房胀痛。

太冲穴：艾灸此穴有平肝泄热、疏肝养血的功效，可以治疗肝脏引起的病症。

取穴技巧

太冲穴
正坐，手指沿拇趾、次趾夹缝向上移压，压至能感觉到动脉应手，即是太冲穴。

乳根穴
位于人体胸部，乳头直下，乳房根部凹陷处。

肝俞穴
在背部，第九胸椎棘突下，旁开1.5寸处。

疗法 1 无烟艾灸筒悬灸

疗效指数 ★★★☆☆　环保指数 ★★★★★
便利指数 ★★★★☆　安全指数 ★★★★☆

乳根

乳根

太冲

Step. **1** 点燃无烟艾放入有手柄的灸筒之中预热，在预热的过程中用拇指点压按摩乳根穴与
太冲穴。按摩完毕后分穴位施灸，每穴位灸10~15分钟。

肝俞

肝俞

Step. **2** 俯卧位按揉肝俞穴，后施灸。每穴按摩时间为1~3分钟，每穴位灸10~15分钟或
以皮肤潮红为度。

艾条灸

疗效指数 ★★★★☆　环保指数 ★★☆☆☆
便利指数 ★★☆☆☆　安全指数 ★★★☆☆

肝俞

乳根

太冲

Step. 用拇指点压按摩乳根穴与太冲穴，后施灸。而后俯卧位按揉肝俞穴，后施灸。每穴按摩时间为1～3分钟，每穴位灸10～15分钟或以皮肤潮红为度。

操作要领

1. 按摩穴位的同时，用酒精灯点燃艾条。
2. 注意观察受灸者的温度反应，适时调整。
3. 手法上采用雀啄灸、回旋灸、定点温灸配合运作。
4. 注意随时清理艾条上的艾灰，以免掉落烫伤受灸者。
5. 自己灸时注意自我的感受，舒适为度。

艾灸 tips

◇ 施灸期间注意休息，不要熬夜。

◇ 在做艾灸前可以适当用中药泡脚，可以稳定自我情绪。

◇ 忌食辛辣及刺激性食物。

◇ 保持乐观心态，适时调整自己的情绪，可以适当进行心理疏导。

◇ 适当配合一些中成药调理，如逍遥丸。

◇ 每天1次，10次为1个疗程，2～3个疗程即可。

乳腺增生
肝气不顺的人"心眼小，脾气大"

男人总是觉得女人小心眼，爱生气。有好事者总结出"心眼小，脾气大"这六个字来形容女人。对于男人这样的判断，许多女人大呼冤枉。

经常能听到女性朋友们的抱怨，上班时自己是上进要强的"杜拉拉"，下班回家是贤惠勤劳的家庭主妇。家里的男人呢，却是看电视、玩电脑、打游戏，无聊了还偶尔来个夜不归宿。给老公打电话催他回家，老公还不乐意。长期这样，女人的心里自然不能平衡，许多女人都在心里默默地生闷气。

可这样生气最终伤害的是谁？还是女人自己。

陈老师就是"受害者"之一。她平时上班压力很大，回家还要一个人带孩子，老公也常常惹她生气。时间久了，她一生气就会乳房胀痛，有时候还会摸到一些大小不等的肿块。如果心情好，肿块就变小了。

陈老师经常到我这里来做艾灸，大多数时候都是她一个人来。有一天，她老公陪着她过来，我笑着问她老公，"你在家里肯定经常惹你老婆生气吧？"陈老师气哼哼地瞪了她老公一眼说，"那还用说！"我边给她艾灸边说，"哥们，咱把老婆娶回家是心疼的，可不是让她生气的，您呀，以后还是多顺着老婆的心意吧，她这病呀，就是给气出来的。"

陈老师的老公憨憨地挠挠头说，"她老这么说，你看，我这不是都过来陪她了嘛！以后老婆说什么我就做什么。"

为什么生气会引起乳腺增生呢？俗话说，怒伤肝，喜伤心，惊、恐伤肾，悲伤肺。这就是为什么女人生气的时候，会感觉乳房先开始发胀，紧接着胸口又胀又痛，一摸，还能摸到大小不一的肿块。乳腺增生发病的一个重要原因是长期心情不好导致肝气郁结、血行不畅，从而形成肿块。

《疡医大全》里就有记载："乳癖似乳中结核，其核随喜怒消长。"通俗点说，就是爱生气的女人容易得乳腺增生。

那有没有什么办法可以预防乳腺增生呢？有，那就是保持心情愉快。不生气了，肝也就平和了，肝一平和，气也就顺了，就不会形成气结，即乳腺增生。我还教陈老师的老公艾灸的方法，让他回去经常给老婆做做灸疗，既能增进夫妻感情，还能帮助陈老师消除乳腺增生带来的烦恼。她老公高兴地边学边对陈老师说："老婆，下次俺当你的家庭医生，再也不气你啦！"

🌿 选穴汇总：肩井穴、膻中穴、期门穴、太冲穴、太溪穴

穴位精要

肩井穴：艾灸此穴有行气活血、舒筋通络的功效。

膻中穴：属任脉的穴道，艾灸此穴能行气活血，可治疗乳腺炎等乳房疾病。

期门穴：此穴为肝的募穴，灸疗此穴有健脾疏肝、理气活血的功效。

太冲穴：艾灸此穴能平肝泄热，疏肝养血，治疗乳腺增生有比较好的效果。

太溪穴：艾灸此穴能补充人体元气，元气充足则百害不侵。

取穴技巧

肩井穴
大椎穴与肩峰端连线的中点处。

膻中穴
两乳头连接线与人体中线交接处。

期门穴
在胸部，当乳头直下，第六肋间隙，前正中线旁开4寸。

太冲穴
正坐，手指沿拇趾、次趾夹缝向上移压，压至能感觉到动脉应手，即是太冲穴。

太溪穴
足内侧，内踝后方，在内踝尖与跟腱的凹陷处。

疗法 **艾条灸**

疗效指数 ★★★★☆ 环保指数 ★★☆☆☆
便利指数 ★★★☆☆ 安全指数 ★★★☆☆

膻中
期门
肩井
太溪
太冲
膻中
期门
肩井
太溪
太冲

Step. 先点按肩井穴、膻中穴、期门穴、太冲穴、太溪穴，然后再点燃艾条进行熏灸。每穴按摩时间为1～3分钟，每穴灸10～15分钟或以皮肤潮红为度。

操作要领

1. 按摩穴位的同时，用酒精灯点燃艾条。
2. 注意观察受灸者的温度反应，适时调整。
3. 手法上采用雀啄灸、回旋灸、定点温灸配合运作。
4. 注意随时清理艾条上的艾灰，以免掉落烫伤受灸者。
5. 自己灸时注意自我的感受，舒适为度。

宫颈炎
补肾消炎，祛除湿热

有一次我坐火车出差，对面铺位坐了一对小情侣。女孩叫小云，她告诉我，两人是去度蜜月。小云是典型的80后，工作非常出色，生活中却小鸟依人，像一个没长大的孩子。

我打趣她，要是有了宝宝，老公岂不是要照顾两个小孩了。

小云连连摇头，说不想很早要宝宝，而且她在心理上没做好当妈妈的准备。下车时，我们也成了好朋友，还互留了联系方式。我告诉她，身体要是有个什么小病小痛，可以跟我联系。

没过多久，我就收到小云给我的QQ留言，她说她还真的"中枪"了，怀了个蜜月宝宝。但后来，她又给我发来邮件说她已经做了人流。但没想到手术之后引起感染，患上了急性宫颈炎。最近老是觉得腰酸、下腹坠痛且分泌物明显增多。她原本以为这是术后的正常反应，便没有到医院诊治，只是到药店买了一些消炎药。最近发现夫妻生活后阴道会少量流血，经量增多，还伴有腰酸背痛等症状。

老公带她去了附近的一个医院检查，经诊断她才知道患上了中度宫颈糜烂。医生说小云的病需要输液消炎。小云就赶紧连着十多天都去输液，没想到治疗之后，再到医院检查还是中度，小云觉得很懊恼，因此心情很不好。就在这时，突然想起了我，就给我发邮件问我有没有解决方法。

因为距离很远，我就在QQ上给她回复，让她换一家正规点的医院去检查，同时不要把宫颈糜烂想象得太严重，宫颈糜烂是一种常见的妇科病，许多女性把它理解为宫颈表面糜烂。实际上，宫颈糜烂不是一种独立的疾病，它的早期是宫颈炎，后期由于慢慢严重，宫颈外口的鳞状上皮被宫颈管的柱状上皮所替代，由于覆盖面的新生上皮非常薄，可以看到下方的血管和红色组织，看上去就像糜烂一样，所以叫宫颈糜烂，而实际上这并不是真正的糜烂。

子宫颈糜烂的患处寄生着很多杂菌和致病微生物，因此宫颈筛查或者阴道镜检查通常会找出不同的病因。用一般的抗菌消炎药经常顾此失彼，治了这种菌治不了那种菌。

小云总也治不好的原因也就不难理解。

我让小云试试艾灸，因为中医认为肾主阳，肾阳足才能转化为气，小云因为人流伤了身体导致气虚，腰腿酸软的症状说明她肾阳虚。气虚和肾虚交织在一起使身体内的水湿不能转化为气，聚集在体内形成湿热，艾灸能够温补肾阳，化湿除热，具有很好的消炎止痛作用。

在小云治疗的过程中，我提醒她，为防止复发，她和老公要同时治疗，而且两人尽量减少"爱爱"的次数。

半年后，小云给我打电话说，宫颈糜烂的毛病已经彻底治好了，而且顺带着把她阴道痒的毛病一起治好了。这次生病的小插曲之后，小云告诉我，她和老公以后再也不会做流产这样的傻事了。她想尽快地怀上宝宝，享受当妈妈的幸福。

选穴汇总：八髎穴、关元穴、子宫穴、归来穴、三阴交穴、合谷穴

穴位精要

八髎穴：艾灸此穴能调理下焦，调经通络，治疗各种妇科病症以及腰膝部关节的病症。

关元穴：在腹部，前正中线上，脐下3寸处。艾灸此穴能很好地温暖下元，补气益肾。

子宫穴：艾灸此穴具有调经理气、升提下陷的作用，对治疗宫颈炎有非常好的效果。

归来穴：艾灸此穴能通过经络温补胞宫，化湿除热，消炎止痛。

三阴交穴：三阴交穴是女性艾灸常用穴位，艾灸此穴能益气壮阳，健脾胃，益肝肾，促进体内水湿转化为气。

合谷穴：艾灸此穴能镇静止痛，通经活络，清热解表，消除炎症。

取穴技巧

关元穴
在下腹部，前正中线上，脐下3寸处。

子宫穴
在下腹部，脐下4寸，两侧旁开3寸处。

合谷穴
紧握拳头，虎口朝上，肌肉突起最高处即是。

归来穴
脐中下方约五横指，旁开三横指。

八髎穴
臀部沟旁开约1.5寸所在区域。

三阴交穴
在小腿内侧，脚内踝骨的最高点往上3寸处。

疗法 1 悬灸仪灸

疗效指数 ★★★☆☆　环保指数 ★★★★★
便利指数 ★★★★★　安全指数 ★★★★☆

八髎

Step. 1 俯卧位，拇指按揉八髎穴10分钟。悬灸仪整体温灸八髎穴20～30分钟。

关元

归来　子宫

Step. 2 仰卧位，按摩腹部，重点点压关元穴、归来穴、子宫穴，时间为15分钟。悬灸仪整体灸诸穴，时间为30分钟。

合谷

三阴交

Step. 3 按揉三阴交穴与合谷穴，在灸腹部的同时用艾条灸这两个穴位，每穴5分钟。

操作
要领

1. 按摩穴位的同时，用酒精灯点燃艾条，进行悬灸仪预热。

2. 注意观察受灸者的温度反应，适时调整。

疗法 2 艾条灸

疗效指数 ★★★★☆ 环保指数 ★★★☆☆
便利指数 ★★★★☆ 安全指数 ★★★☆☆

八髎

Step. 1 俯卧位，拇指按揉八髎穴10分钟。艾条依次温灸八髎穴，每穴5～10分钟或以皮肤潮红为度。

关元 归来 子宫

Step. 2 仰卧位，按摩关元穴、归来穴、子宫穴，每穴1～3分钟。之后以艾条灸诸穴，每穴5～10分钟或以皮肤潮红为度。

三阴交 合谷 合谷 三阴交

Step. 3 按揉三阴交穴与合谷穴，用艾条灸此二穴，每穴5～10分钟或以皮肤潮红为度，左右各一对。

操作要领

1. 按摩穴位的同时用酒精灯点燃艾条。

2. 注意观察受灸者的温度反应，适时调整。

3. 注意随时清理艾条上的艾灰，以免掉落烫伤受灸者。

4. 手法上采用定点温灸、回旋灸、雀啄灸配合运用。

盆腔炎
温阳化湿就属艾灸功力强

每天早晨，我家楼下的小花园里都会有许多人在晨练。其中有个老太太，姓张，60多岁了，却精神矍铄，身体健朗。每天我上班路过，她都会笑眯眯地跟我打招呼。偶尔有什么小病小痛，她还会到我们家来找我给她看看。

她特别相信中医，偶尔身体不适的时候都会从我这里讨一些小方子回去自己治疗。在一个院子住了这么多年，我还真没见老太太生过什么大病。

有一天晚上我在家里休息，听见有人敲门。我打开门一看，居然是老太太在门口，她满面愁容。我赶紧请她进来坐。老太太一进屋便连连唉声叹气。

我问她是不是生病了。老太太说，不是她，是她儿媳妇。原来，老太太儿媳妇最近半年经常肚子痛、腰部酸痛，检查后确诊为慢性盆腔炎。医生给她开了妇科千金片，但起效很慢。老太太很着急，因为听说慢性盆腔炎可能会导致不孕，而她又急着想早点抱上孙子，所以想问问我有没有好的治疗方法。

老太太说，儿媳妇经常会发低热，还总感觉肚子有胀痛和下坠感，月经也特别多，还带着血块。平时白带多，颜色黄黄的，有异味。我问她还有没有别的症状，老太太无奈地说，她只知道这些。我只好亲自给她儿媳妇小郑打电话了解病情。电话里小郑偷偷告诉我，因为不想太早要孩子，半年前她做过一次人流，怕婆婆担心，她和老公一直瞒着婆婆。去医院检查医生说是流产手术引起的盆腔炎。但令她愁眉不展的是术后一直在吃药，却总不见好。

通过对她的病情分析，我判断她的这种盆腔炎是湿热淤阻引起的。她流产后恢复不好，伤口愈合得慢，经血长期滞留体内，导致经络不通，从而引起盆腔炎。盆腔炎的发病原因与宫颈糜烂类似，都是因为气虚和阳虚结合导致水湿不能化气，滞留在体内形成湿热，感染不同的部位。虽然她按时吃药，但盆腔炎患者的盆腔内部都有增厚粘连的炎症组织，其局部的血液循环不畅，吃药治疗的话，药物比较难通过血液循环到达炎症部位，治疗效果不佳。最好的方法，还是以中医方法治疗，温阳化湿，活血化淤。

我建议让老太太带她儿媳来我这里做艾灸，因为艾灸具有通经活络、行气活血、祛湿逐寒、消淤散结的作用，对治疗盆腔炎有非常好的疗效。

经过一个疗程的治疗，小郑的盆腔炎慢慢治好了。老太太也恢复了往日的笑容，又精神抖擞地每天在楼下晨练了。

🕊 选穴汇总：关元穴、子宫穴、水道穴、中极穴

穴位精要

关元穴：艾灸此穴能培补元气，温肾壮阳，化湿活血。

子宫穴：艾灸此穴能调经理气，升提下陷，通常经络。

水道穴：艾灸此穴能利水，通淋，消肿，调经止痛，消除炎症。

中极穴：长期坚持艾灸、按压此穴，能治疗各种女性妇科疾病，如月经不调、痛经、赤白带下、子宫脱垂等症。

取穴技巧

水道穴
在天枢穴直下3寸，关元穴(任脉)旁开2寸处。

关元穴
在下腹部，前正中线上，脐下3寸处。

中极穴
在腹部，前正中线上，脐下4寸。

子宫穴
在脐下4寸，旁开3寸处取穴。

疗法 1　悬灸仪灸

疗效指数 ★★★★☆　环保指数 ★★★★★
便利指数 ★★★★★　安全指数 ★★★★☆

Step.　仰卧位，拇指按揉关元穴、子宫穴、水道穴、中极穴，每穴1～3分钟。悬灸仪整体温灸
关元穴、子宫穴、水道穴、中极穴，时间为20～30分钟。

操作
要领

1. 按摩穴位的同时，用酒精灯点燃艾条，进行悬灸仪预热。

2. 注意观察受灸者的温度反应，适时调整。

疗法 2　艾灸罐灸

疗效指数 ★★★★☆　环保指数 ★★★☆☆
便利指数 ★★★★☆　安全指数 ★★★★☆

Step.　仰卧位，按揉关元穴、子宫穴、水道穴、中极穴，每穴1～3分钟。艾灸罐温灸关元
穴、子宫穴、水道穴、中极穴，每穴15分钟。

操作
要领

1. 用酒精灯点燃艾绒，将点燃的艾绒放入灸座温灸诸穴。

2. 注意观察受灸者的温度反应，适时调整。

3. 艾绒灸也可以用烧艾绒的壮数记数，每穴3～5壮（壮是艾灸的计量单位，一壮是指一
个艾炷从点燃至取下的时间。一般艾炷大小不一，一壮的时间也不相同）。

疗法 3 艾条灸

疗效指数 ★★★★☆　环保指数 ★★★☆☆
便利指数 ★★★★☆　安全指数 ★★★☆☆

Step. 仰卧位，拇指按揉关元穴、子宫穴、水道穴、中极穴，每穴1~3分钟。
艾条灸关元穴、子宫穴、水道穴、中极穴，每穴5~10分钟。

操作要领

1. 按摩穴位的同时，用酒精灯点燃艾条。
2. 注意观察受灸者的温度反应，适时调整。
3. 注意随时清理艾条上的艾灰，以免掉落烫伤受灸者。
4. 手法上采用定点温灸、回旋灸、雀啄灸配合运用。
5. 每穴以皮肤潮红为度。

艾灸 tips

◇ 施灸期间注意休息，不要熬夜。
◇ 在做艾灸前可以适当用中药泡脚，可以稳定自我情绪。
◇ 忌食辛辣及刺激性食物。
◇ 保持乐观心态，适时调整自己的情绪。
◇ 如有炎症者可以适当地配合吃些消炎药或中成药，如花红片。
◇ 艾灸期间适时调节性生活，炎症期禁止性生活。
◇ 每天1次，10次为1个疗程，2~3个疗程即可。

阴道炎
培元固本，让失调的菌群恢复正常

阴道炎是妇科病中最常见的一种，反复发作，难以完全治愈。许多女性不堪其扰却又找不到更好的办法，往往是自己跑到药店去买点洗液自行治疗，用药的那几天就不犯了，可是一停药又复发，用药次数多了还会产生赖药性。

我的诊所就经常会来这样的患者，她们大多去过医院检查开药，或是到药店买阴道外洗液的经历，但是很多时候，钱花了不少，炎症却反反复复发作，让人痛苦不堪。

患者李女士就告诉我，她最近阴道炎犯了，外阴和阴道像被火烧着一样，又热又痒，她总是忍不住要用手去挠，但越挠越痒。坐在办公室里感觉浑身不自在，坐立不安。以前她也经常出现这样的情况，一般她都是选择去药店买一瓶阴道外洗液，冲几天就会好。

但这次接连洗了几次，却毫无效果，被这个症状"骚扰"得苦不堪言的她不得不去医院挂了个急诊看病。

医院给出的诊断结果是霉菌性阴道炎。正常情况下女性阴道里都有霉菌，一旦菌群失衡，就可能引发霉菌性阴道炎。霉菌好酸性，尤其是月经前后，随着阴道酸碱度发生变化，霉菌就容易大量产生，导致阴道内酸碱度失衡。所以通常患霉菌性阴道炎时，需要用碱性洗液清洗。但霉菌性阴道炎是个非常顽固的家伙，像李女士的这种状况，就是长期使用碱性洗液，产生了赖药性。

后来她经朋友介绍来我这里做艾灸，第一次灸疗完之后，我叮嘱她一定要坚持来做灸疗，并且配合药物治疗。如此反复几次之后，她惊喜地告诉我，之前的症状减轻了许多，以前总觉得私处黏黏得不舒服，现在通过治疗之后，觉得清爽了不少，而且阴道炎发作的次数也越来越少，真没想到小小的艾灸能有这么大的作用。

她还告诉我，她已经将这个方法告诉朋友们，大家还经常一起交流，都快成一个艾灸小团队了。

🌿 选穴汇总：气海穴、关元穴、中极穴、行间穴

穴位精要

气海穴：艾灸此穴能温阳益气，扶正固本，培元补虚。

关元穴：艾灸此穴能培肾固本，对尿路及阴道感染有很好的调理作用。

中极穴：艾灸此穴能益肾兴阳，阳气充足，则能化湿驱邪。

行间穴：艾灸此穴能生风化火，祛湿消肿。

取穴技巧

气海穴
在下腹部，前正中线上，当脐中下二横指。

关元穴
在下腹部，前正中线上，脐下3寸处。

中极穴
在腹部，前正中线上，脐下4寸。

行间穴
正坐或仰卧，行间穴位于人体的足背侧，大拇趾、次趾合缝后赤白肉分界处凹陷中，稍微靠大拇趾边缘。

疗法 1 悬灸仪灸

疗效指数 ★★★★☆ 环保指数 ★★★★☆
便利指数 ★★★★★ 安全指数 ★★★★☆

Step. **1** 仰卧位，拇指按揉气海穴、关元穴、中极穴，每穴1~3分钟。悬灸仪整体温灸气海穴、关元穴、中极穴，时间为20~30分钟。

Step. **2** 在灸腹部同时，按揉行间穴，并用艾条温灸此穴，左右各一穴，每穴15分钟。

操作要领

1. 按摩穴位的同时，用酒精灯点燃艾条，进行悬灸仪预热。

2. 注意观察受灸者的温度反应，适时调整。

疗法
2
艾条灸

疗效指数 ★★★☆ 环保指数 ★★★☆☆
便利指数 ★★☆☆☆ 安全指数 ★★★★☆

气海　关元　中极

Step. 1　仰卧位，拇指按揉气海穴、关元穴、中极穴，每穴1～3分钟。艾条温灸气海穴、关元穴、中极穴，每穴5～10分钟。

行间　　　　行间

Step. 2　按揉行间穴，并用艾条温灸此穴，左右各一穴，每穴15分钟。

操作要领

1. 按摩穴位的同时，用酒精灯点燃艾条。

2. 注意观察受灸者的温度反应，适时调整。

3. 注意随时清理艾条上的艾灰，以免掉落烫伤受灸者。

4. 手法上采用定点温灸、回旋灸、雀啄灸配合运用。

5. 每穴以皮肤潮红为度。

疗法
3 随身灸

疗效指数 ★★☆☆ 环保指数 ★★★☆☆
便利指数 ★★★★☆ 安全指数 ★★★☆☆

关元
中极
气海
行间

Step. 拇指按揉关元穴、气海穴、中极穴、行间穴，每穴
1~3分钟。将艾炷放入随身灸内，固定在以上穴
位，同时温灸诸穴，时间为20~30分钟。

操作
要领

1. 艾灸时注意艾灰的清理。
2. 在使用时注意自我皮肤的温
   度适应，必要时可以隔纸巾
   或薄的毛巾进行滚灸，以免
   皮肤烫伤。

艾灸
tips

◇ 施灸期间注意休息，不要熬夜。
◇ 在做艾灸前可以适当用中药泡脚，可以稳定自我
   情绪。
◇ 忌食辛辣及刺激性食物。
◇ 保持乐观心态，适时调整自己的情绪。
◇ 如有炎症者可以适当配合吃些消炎药或中成药，
   如金鸡胶囊。
◇ 艾灸期间适时调节性生活，炎症期禁止性生活。
◇ 每天1次，10次为1个疗程，2~3个疗程即可。

尿路感染
补肾调膀胱，疏导水液

有一天我到中医院去看老中医坐诊，来了一位很有意思的患者。这位患者姓乔，30出头的年龄，自己开了一个规模很大的花店。那天门诊很多人，她一坐下来就大嗓门地说，医生，快帮我瞧瞧，我最近小便又疼又不顺畅，太憋屈了。

她的话把我们都逗笑了，坐诊的吴医生忍住笑，示意她慢慢说。这位患者竹筒倒豆子一般地说开了。3个月前，她突然发现自己上厕所的次数特别频繁，而且每次间隔不超过半个小时，恨不能坐在马桶上不起来，小便的过程中还总觉得自己尿不干净，有刺痛的感觉。看着电视上天天循环播放的治疗尿道炎的广告，她真怀疑自己得的是急性尿路感染。由于店里的生意一直特别忙，她也就一直拖着，最近感觉症状又加重了，才赶紧关了店门到医院来看。

吴医生让她先去化验，结果出来之后果然如她之前的预测——急性尿路感染。这个病的特点是发病急、炎症反应重、病变部位浅。常见的症状有尿频、尿急、尿痛、脓尿等，更严重者还会出现"血尿"。根据乔女士的检查结果来看，她的病情还不算特别严重，但是如果不及时治疗，会转为慢性尿路感染，治疗起来就困难得多。吴医生让她接连几天输液消炎，同时还建议她买些艾条回去做一做艾灸辅助治疗。后来，乔女士便随我一起来到了我的诊所。

第一天治疗完回去，乔女士给我打来电话说，她觉得病情并没有好转，小便后疼痛的感觉还加重了。

我告诫她心急吃不了热豆腐，这个治疗要持续几天才能有效果。乔女士半信半疑地按照我说的话去做了。第四天晚上她就惊喜地给我打电话来说，她小便抽痛的感觉基本消除了。

为了彻底治愈疾病，她又连续灸疗了许多次。听说到现在她都没有再次出现尿频、尿不尽的现象了。

🌿 选穴汇总：关元穴、中极穴、次髎穴、膀胱俞穴

穴位精要

关元穴：艾灸此穴能很好地温暖下元，补气益肾。

中极穴：艾灸此穴能益肾兴阳，阳气充足，则能化湿驱邪。

次髎穴：艾灸此穴能疏导水液，健脾除湿,消除炎症。

膀胱俞穴：膀胱腑中的寒湿水汽由此外输膀胱经，艾灸此穴能有效调理尿路感染。

取穴技巧

次髎穴
在髂后上棘下与后正中线之间,适对第二骶后孔中。

关元穴
在下腹部，前正中线上，脐下3寸处。

中极穴
在腹部，前正中线上，脐下4寸。

膀胱俞穴
位于身体骶部，当骶正中嵴旁1.5寸，平第二骶后孔（第二仙椎左右二指宽处，与第二骶后孔齐平）。

悬灸仪灸

疗法
1

疗效指数 ★★★☆ 环保指数 ★★★★☆
便利指数 ★★★★★ 安全指数 ★★★★☆

中极
关元

Step. 1 拇指按压关元穴、中极穴，每穴按揉3分钟。之后以悬灸仪整体灸诸穴，时间为45分钟。

次髎
膀胱俞

Step. 2 拇指按压膀胱俞穴、次髎穴，每穴按揉3分钟。之后以悬灸仪整体灸诸穴，时间为45分钟。

操作
要领

1. 按摩穴位的同时，用酒精灯点燃艾条，进行悬灸仪预热。

2. 注意观察受灸者的温度反应，适时调整。

疗法 2 艾条灸

疗效指数 ★★★★☆ 　环保指数 ★★★☆☆
便利指数 ★★☆☆☆ 　安全指数 ★★★★☆

Step. 1 仰卧位，拇指按揉关元穴、中极穴，每穴1~3分钟。艾条温灸关元穴、中极穴，每穴5~10分钟。

Step. 2 俯卧位，拇指按揉膀胱俞穴、次髎穴，每穴3分钟。艾条温灸两穴10~15分钟。

操作
要领

1. 按摩穴位的同时，用酒精灯点燃艾条。

2. 注意观察受灸者的温度反应，适时调整。

3. 注意随时清理艾条上的艾灰，以免掉落烫伤受灸者。

4. 手法上采用定点温灸、回旋灸、雀啄灸配合运用。

5. 每穴以皮肤潮红为度。

疗法
3
随身灸

疗效指数 ★★☆☆☆　环保指数 ★★★☆☆
便利指数 ★★★★☆　安全指数 ★★★☆☆

Step. **1** 仰卧位，拇指按揉关元穴、中极穴，每穴1~3分钟。将艾炷放入随身灸内，固定在以上穴位，同时温灸诸穴20~30分钟。

Step. **2** 俯卧位，掌揉膀胱俞穴、次髎穴，每穴3分钟。之后用随身灸温灸诸穴20~30分钟。

操作
要领

1.艾灸时注意艾灰的清理。

2.在使用时注意自我皮肤的温度适应，必要时可以隔纸巾或薄的毛巾进行滚灸，以免皮肤烫伤。

外阴瘙痒
杀菌止痒，艾最爱女人

有一次我去外地，买了张软卧票。火车上人不多，我所在的软卧车厢只有我和另外一个女孩。放好行李之后，女孩就坐下来和我聊天。交谈过程中她得知我是专门做中医养生的，犹犹豫豫地问我能不能帮她解决一个难题。

我爽快地点头，女孩红着脸告诉我，她有外阴瘙痒的症状。女孩接着说，因为从小父母工作就很忙，所以从她月经的第一天起，母亲就没有教过她经期该注意些什么，每次来例假都是自己偷偷地跑到商店去买卫生巾。15岁左右，她就发现自己私处有异味，而且有时候还觉得很痒。但那时年纪很小，也不能做妇科检查。直到前不久结婚，老公陪她去医院做了一次彻底的检查，用阴道镜查出是宫颈重度糜烂。由于怕病情加重，她赶紧到医院做了激光加冷冻的治疗宫颈糜烂手术，手术效果还不错。宫颈糜烂虽然治愈，私处也没有异味了，可外阴瘙痒却开始伴随着她，时好时坏，时轻时重。

白天症状要轻一些，一到晚上就特别痒，又不能挠。老公带着她去医院，抱回来一大堆药物。可是无论用什么药，都是用药期间病情减轻，基本好转，药物一停，就又复发，每次病情发作时像千万只蚂蚁在心底挠。这样反反复复，极度影响心情和生活。

她很泄气，也很无奈，觉得这个病恐怕要伴随她一辈子了。

我告诉她，这个病其实没什么大不了，只不过时常发作，要坚持治疗才行。如果治疗期间三天打鱼两天晒网，又不注意个人卫生，肯定难治愈。我建议她还是继续用药，然后配合艾灸进行调理。艾灸有杀菌止痒的作用，对妇科病方面有很好的治疗效果。

回去之后，她按照我教给她的艾灸方法治疗，坚持了一段时间，外阴瘙痒的毛病还真的好了不少。

🌿 选穴汇总：关元穴、子宫穴、带脉穴、水道穴、三阴交穴

穴位精要

关元穴：关元穴是女子蓄血之处，艾灸此穴能培肾固本，祛湿升阳。

子宫穴：此穴位是女性健康大穴，艾灸此穴能调经理气，提升下陷。

带脉穴：艾灸此穴能调经止带，疏肝行滞，消除诸经在此处的血淤积热。

水道穴：艾灸此穴能调和脾胃，与三阴交穴、带脉穴一起灸，能治痛经、不孕。

三阴交穴：艾灸此穴能健脾胃，提升脾胃运化水湿功能，还能益肝肾，使气血充足。

取穴技巧

子宫穴
在脐下4寸，旁开3寸处取穴。

关元穴
在下腹部，前正中线上，脐下3寸处。

带脉穴
位于章门穴下方。章门穴为弯曲肘接触侧腹时，肘碰到的身体部位。带脉穴高度大约与肚脐相同。

水道穴
在天枢穴直下3寸，关元穴(任脉)旁开2寸处。

三阴交穴
即在小腿内侧，脚踝骨的最高点往上3寸处（自己的手横着放，约四根手指横着的宽度）。

疗法 1 悬灸仪灸

疗效指数 ★★★★☆　环保指数 ★★★★☆

便利指数 ★★★★★　安全指数 ★★★★☆

Step. 1 仰卧位，拇指按揉关元穴、子宫穴、水道穴，每穴1~3分钟。悬灸仪整体温灸子宫穴、关元穴、水道穴，时间为20~30分钟。

Step. 2 悬灸腹部穴位的同时，灸三阴交穴。

Step. 3 侧身灸带脉穴，利用悬灸仪灸。左右各一个，每穴15分钟。

操作要领

1. 按摩穴位的同时，用酒精灯点燃艾条，进行悬灸仪预热。

2. 注意观察受灸者的温度反应，适时调整。

疗法 2 艾条灸

疗效指数 ★★★★☆　环保指数 ★★★☆☆
便利指数 ★★★☆☆　安全指数 ★★★★☆

Step. 1 拇指按揉关元穴、子宫穴、水道穴、三阴交穴，每穴1～3分钟。艾
条温灸关元穴、子宫穴、水道穴、三阴交穴，每穴5～10分钟。

Step. 2 拇指按揉带脉穴3分钟。艾条温灸带
脉穴10～15分钟，左右各一个。

 操作要领

1. 按摩穴位的同时，用酒精灯点燃艾条。
2. 注意观察受灸者的温度反应，适时调整。
3. 注意随时清理艾条上的艾灰，以免掉落烫伤受灸者。
4. 手法上采用定点温灸、回旋灸、雀啄灸配合运用。
5. 每穴以皮肤潮红为度。

疗法 3 随身灸

疗效指数 ★★★☆☆　环保指数 ★★★☆☆
便利指数 ★★★★☆　安全指数 ★★★☆☆

水道

带脉

关元

子宫

关元

三阴交

Step. 先用拇指按揉关元穴、子宫穴、带脉穴、水道穴、三阴交穴，每穴1~3分钟。然后将艾炷放入随身灸内，固定在以上穴位，同时温灸诸穴，时间为20~30分钟。

操作要领

1. 艾灸时注意艾灰的清理。
2. 随身灸时注意皮肤的温度适应，必要时可以隔纸巾或薄的毛巾进行滚灸，以免皮肤烫伤。

艾灸 tips

◇ 施灸期间注意休息，不要熬夜。
◇ 在做艾灸前可以适当用中药泡脚，可以稳定自我情绪。
◇ 忌食辛辣及刺激性食物。
◇ 保持乐观心态，适时调整自己的情绪。
◇ 如有炎症者可以适当配合吃些消炎药或中成药，如三金片。
◇ 艾灸期间适时调节性生活，炎症期禁止性生活。
◇ 每天1次，10次为1个疗程，2~3个疗程即可。

艾灸养脾肾，享受"性福"生活

琴琴是我好哥们的孩子，从小学习成绩在班里数一数二，高考时一路披荆斩棘考上了国内某名牌大学。大学毕业之后又很幸运地考入国家机关工作。

不过，如此优秀的琴琴在爱情上却有些小麻烦，因为琴琴从小就长得胖嘟嘟的。小时候胖点显得可爱，可是长大之后这胖胖的体型却成了琴琴的心病。许多男孩子听人介绍后来相亲，但看见琴琴胖胖的身材就打了退堂鼓。

直到去年，琴琴才找到一位合适的对象结婚，小伙子憨厚老实，对琴琴也不错。蜜月生活一直甜甜蜜蜜，好几次碰到他们，都是一副恩爱的样子。

但最近我发现琴琴瘦了很多，人比以前漂亮了，可是整个人看起来精神大不如前。

有天在家休息，琴琴来找我老婆聊天，见家里没人，她吞吞吐吐地告诉我老婆，不知为什么最近半年夫妻生活一直不和谐。

老婆很吃惊，以往见到两人在街上都是手牵着手，也没见两人红过脸，怎么会在夫妻生活上出问题呢？

琴琴说，她也不知道是什么原因，刚结婚时虽然胖胖的，但老公一点都不嫌弃，还觉得她很可爱，走在大街上也一直紧紧地牵着她的手不放。但琴琴心里过不去，总觉得要减肥变得漂亮些才好。于是琴琴便开始瞒着老公偷偷节食减肥，还去健身房做大量的运动。

一段时间之后，体重是减下来了，人也变得比以前漂亮了。老公见她变得漂亮了也很高兴，两人的感情变得更加牢固。但是没想到，自从减肥之后，琴琴不想过夫妻生活了。原本说话声音洪亮、活泼开朗的她，走路说话都感觉力气不足，而且比以前更怕冷，老是感觉腰部和小腹发凉。最近几个月她还发现自己月经量越来越少。

　　我回家之后，老婆将这个事情告诉了我，问我有没有什么好办法。第二天我把琴琴叫到家里来，仔细看看她，虽然是瘦了不少，但眼袋浮肿，再看看她的舌头，舌体淡白胖大，脸上还冒出几粒痘痘和斑点。我心里明白，琴琴这是因为减肥引起的脾肾两虚证。

　　于是我问她："你老公现在是不是因为这个事情跟你闹别扭呢？"

　　琴琴不好意思地点点头说，老公对她减肥这件事很生气，有时候还会"冷战"。她要是早知道减肥会引起这样的后果，说什么她也不会这样做了。

　　我拍拍她的肩膀，安慰她说："减肥倒不是什么坏事，关键是你要健康地减，像你这样过度节食把自己身体都搞垮了肯定不行。女人的美丽健康离不开气血。血的来源首先就是要吃五谷杂粮，然后经由胃初步筛选，小肠细选，再往上输送给脾化生气血，脾将气给肺、血给心，心肺再合力将气血输送到全身，以滋养身体。

　　你每天过度节食，就没有食物需要脾化生气血。长时间不工作，脾也会变得越来越懒，就像一个正在长身体的小孩，不给足够的营养，他怎么能长高长大呢？而且过度节食还会耗费你的身体元气——肾精。肾精光耗不补，时间久了，它也扛不住呀！在这种情况下，连自己的身体健康都得不到保证，又怎么会有过夫妻生活的想法呢？"琴琴有些着急又有些不好意思，问我是不是没什么办法了。

　　我说："你现在不要再节食，保持正常的饮食习惯，然后再抽时间来我家，让大姐给你做做艾灸，调养脾和肾，艾灸能温补肾阳，利水祛湿。一段时间之后，脾肾调理好了，你们吵架的次数就会少了。"

　　果然，经过一段时间的灸疗，琴琴的身体逐渐好了起来。小丫头现在依然在减肥，但不再是不健康的方式了。每天见到他们小两口乐呵呵的，这感觉真好。

🕊 选穴汇总：关元穴、命门穴、肾俞穴、涌泉穴、中极穴

穴位精要

关元穴：艾灸此穴能治疗一切气虚证，并能增强小肠对营养物质的吸收。

命门穴：艾灸此穴能补肾气、助肾阳，能使气血生化有源。

肾俞穴：艾灸此穴能补精益肾，使肾经气血生化有源。

涌泉穴：艾灸此穴能滋阴潜阳，宁心安神，还能补精益髓、补肾壮阳，从根本上补益虚损。

中极穴：艾灸此穴能益肾助阳，阳气充足，则能化湿祛邪。

取穴技巧

命门穴
在腰部，当后正中线上，第二腰椎棘突下凹陷处，用指压时有强烈的压痛感。

肾俞穴
双手放在腰侧髂骨上，四指朝前，拇指朝后，两拇指触碰到的位置即第四腰椎，往上三横指处是第二腰椎，在第二腰椎棘突下再旁开两个横指的位置即是肾俞穴。

关元穴
在下腹部，前正中线上，脐下3寸处。

中极穴
在腹部，前正中线上，脐下4寸。

涌泉穴
足底，脚掌下，第二、三趾趾缝纹头端与足跟连线的前1/3处。

疗法 1 悬灸仪灸

疗效指数 ★★★☆☆　环保指数 ★★★★☆
便利指数 ★★★★★　安全指数 ★★★★☆

肾俞　命门

Step. 1　俯卧位，拇指按揉肾俞穴、命门穴各3分钟。之后以灸架悬灸此二穴30分钟。

涌泉　　涌泉

Step. 2　拇指按揉涌泉穴，左右各5分钟。之后温灸此二穴20分钟。

关元　中极

Step. 3　拇指按摩关元穴、中极穴各3分钟，或进行整腹按摩后重点刺激此二穴各3分钟。之后以灸架悬灸此二穴45分钟。

操作
要领

1. 按摩穴位的同时，用酒精灯点燃艾条，进行悬灸仪预热。
2. 注意观察受灸者的温度反应，适时调整。

疗法 **2**

艾条灸

疗效指数 ★★★☆	环保指数 ★★★☆☆
便利指数 ★★☆☆	安全指数 ★★★★☆

肾俞 命门

命门 肾俞

涌泉 涌泉

Step. **1** 俯卧位，拇指按揉肾俞穴、命门穴、涌泉穴各3分钟。之后以艾条逐一温灸，每穴位各温灸10～15分钟。

关元 中极

关元 中极

Step. **2** 拇指按摩关元穴、中极穴各3分钟，或进行整腹按摩后重点刺激此二穴各3分钟。之后以艾条灸此二穴各15分钟。

操作要领

1. 按摩穴位的同时，用酒精灯点燃艾条。

2. 注意观察受灸者的温度反应，适时调整。

3. 注意随时清理艾条上的艾灰，以免掉落烫伤受灸者。

4. 手法上采用定点温灸、回旋灸、雀啄灸配合运用。

5. 每穴以皮肤红润为度。

疗法 3 灸座灸

疗效指数 ★★★☆☆　环保指数 ★★★☆☆
便利指数 ★★★★☆　安全指数 ★★★☆☆

关元
中极

肾俞
命门
涌泉

关元　中极
肾俞
命门

Step. 拇指按揉关元穴、中极穴、命门穴、肾俞穴、涌泉穴，每穴各1~3分钟。将艾炷放入
灸座内，固定在以上穴位，同时温灸诸穴，时间为20~30分钟。

操作
要领

1. 按摩穴位的同时，用酒精灯点燃艾条。
2. 注意观察受灸者的温度反应，适时调整。
3. 注意随时清理艾条上的艾灰，以免掉落烫伤受灸者。
4. 手法上采用定点温灸、回旋灸、雀啄灸配合运用。
5. 每穴以皮肤红润为度。

艾灸
tips

◇ 施灸期间注意休息，不要熬夜。
◇ 在做艾灸前可以适当用中药泡脚，可以稳定自我情绪。
◇ 忌食辛辣及刺激性食物。
◇ 保持乐观心态，适时调整自己的情绪。
◇ 如有炎症者可以适当配合吃些消炎药或中成药，如三金片。
◇ 艾灸期间适时调节性生活，炎症期禁止性生活。
◇ 每天1次，10次为1个疗程，2~3个疗程即可。

Part 3

"白雪公主"不变黄脸婆，
　　孕产烦恼一扫光

从青春俏丽的单身贵族跨入已婚辣妈行列，女人的一生总像是在跨一个又一个的栏。

当遇到怀孕这道坎，有些女人跨越得很艰难：不孕、习惯性流产、产后缺乳、产后乳腺炎……一个个病症就是可怕的魔鬼，它将你变成形象邋遢、满身疾病的大婶。

但你一定不甘心，那就试试艾灸吧。

一炷艾香，一缕艾烟，在这艾香缭绕中将侵袭健康的疾患统统赶走，快乐健康地做个漂亮的辣妈。

脾肾阳虚型不孕，温阳暖宫好孕来

灸所每天都会来很多不同的人，他们有的是因为身体有不适，有的是没病防病。但是近些年在我的印象中，有不孕烦恼的女性似乎越来越多。

有一次和我们的一个治疗师一起坐飞机去参加一个研讨会，邻座是一对30岁左右的夫妻。漫长的几个小时飞行很无聊，四个人便一起聊天。在交谈过程中，夫妻二人得知我们的身份后，问我们有什么办法能解决不孕的烦恼。

见我们表情有些疑惑，他们笑着解释说，年轻的时候因为想要多过几年二人世界，因此一直没要孩子。现在年龄大了，想要孩子的心情也愈发迫切，可越着急越不管用，要孩子的愿望一直都没能实现。他们甚至怀疑自己是不是身体有毛病。

女患者说她一直有月经不调的毛病，以前觉得不是什么大病，没怎么关心。自从决定要孩子之后，她就开始调经，但吃了很多调经的药也不管用。

诊脉之后，我发现她的脉象细弱沉迟，舌体胖大而且舌苔发白，中间还有一道道的齿痕。她还告诉我们，她的小便次数频繁，还总是尿不净。再问她日常生活中还有哪些不适感觉，她说她很怕冷，总感觉腰膝酸软、小腹冷痛。因为没有别的工具，我们建议她到医院进行正规检查之后再观察。下飞机之后，大家互留了联系方式。

一个月之后，患者打电话来说，医院检查结果显示他们夫妻都没有器质性的大毛病，不能怀孕跟女患者的体质有关，想问问我们有没有什么好的办法。

我告诉她，如果确定没有其他重大疾病，她不能怀孕的原因主要与脾阳虚有关。从中医上来讲，脾肾阳虚的人阳虚寒盛，气机凝滞，脸色苍白，又怕寒畏冷。她平时所表现出来的症状与脾阳虚症状吻合，长时间没有得到正确的调理，成功怀孕的机会自然就不大。

我建议她采用艾灸加以辅助调理，在治疗的过程中要保持心情舒畅。

患者按照我们的方子回去照做了一段时间。三个月之后，患者给我打来电话报喜，她终于怀孕了。

🍃 选穴汇总：脾俞穴、肾俞穴、涌泉穴、关元穴、气海穴、水道穴、子宫穴

穴位精要

脾俞穴：艾灸此穴能健脾和胃，升清利湿，提升体内阳气。

肾俞穴：艾灸此穴能益肾助阳，强腰壮膝，对阳虚等症有很好的效果。

涌泉穴：艾灸此穴具有养心安神、滋阴补肾的作用。

关元穴：艾灸此穴能提升整体阳气，还能温暖子宫，祛除宫寒。

气海穴：艾灸此穴有益气助阳的功效，对治疗不孕症有很好的效果。

水道穴：艾灸此穴能利水、通淋、消肿，调经止痛，还能温煦子宫。

子宫穴：艾灸此穴能通经络、温胞宫。

取穴技巧

脾俞穴
在背部，第十一胸椎棘突下，两侧旁开1.5寸处。

肾俞穴
双手放在腰侧髂骨上，四指朝前，拇指朝后，两拇指触碰到的位置即第四腰椎，往上三横指处是第二腰椎，在第二腰椎棘突下再旁开两个横指的位置即是肾俞穴。

涌泉穴
足底，脚掌下，第二、三趾趾缝纹头端与足跟连线的前1/3处。

气海穴
在下腹部，前正中线上，当脐中下两横指。

关元穴
在下腹部，前正中线上，脐下3寸处。

水道穴
在天枢穴直下3寸，关元穴(任脉)旁开2寸处。

子宫穴
在脐下4寸，旁开3寸处取穴。

疗法 1 悬灸仪灸

疗效指数 ★★★★☆　环保指数 ★★★★☆
便利指数 ★★★★★　安全指数 ★★★★☆

脾俞　肾俞

Step. 1 俯卧位，拇指按揉脾俞穴、肾俞穴，每穴2分钟，然后以灸架灸此二穴30分钟。

涌泉　涌泉

Step. 2 拇指按揉涌泉穴，左右各5分钟。在灸架灸腰部后用艾条灸涌泉穴20分钟。

气海　关元
水道　子宫

Step. 3 仰卧位，拇指按揉气海穴、关元穴、水道穴、子宫穴，每穴2分钟，然后以灸架灸上述穴位45分钟。

操作要领

1. 按摩穴位的同时，用酒精灯点燃艾条，进行悬灸仪预热。

2. 注意观察受灸者的温度反应，适时调整。

疗法 2 艾条灸

疗效指数 ★★★★☆　环保指数 ★★★☆☆
便利指数 ★★★☆☆　安全指数 ★★★★☆

Step. 1 俯卧位，拇指按揉肾俞穴、脾俞穴，各3分钟。之后以艾条逐一温灸，每穴位温灸10～15分钟。

Step. 2 仰卧位，拇指按摩关元穴、气海穴、水道穴、子宫穴，各3分钟，或进行整腹按摩后重点刺激上述穴位各3分钟。之后艾灸上述穴位各15分钟。

 操作要领

1. 按摩穴位的同时，用酒精灯点燃艾条。
2. 注意观察受灸者的温度反应，适时调整。
3. 注意随时清理艾条上的艾灰，以免掉落烫伤受灸者。
4. 手法上采用定点温灸、回旋灸、雀啄灸配合运用。
5. 每穴以皮肤红润为度。

疗法
3

随身灸

疗效指数 ★★★☆☆　环保指数 ★★★☆☆
便利指数 ★★★★☆　安全指数 ★★★☆☆

气海　关元

水道　子宫

脾俞
肾俞

关元　气海

子宫　水道

脾俞
肾俞

Step. 坐位或卧位，拇指按揉脾俞穴、肾俞穴、关元穴、气海穴、水道穴、子宫穴，每穴1~3
分钟。将艾炷放入随身灸内，固定在以上穴位，同时温灸诸穴20~30分钟。

操作
要领

1. 艾灸时注意艾灰的清理。

2. 在使用时注意自我皮肤的温
度适应，必要时可以隔纸巾
或薄的毛巾进行滚灸，以免
皮肤烫伤。

艾灸
tips

◇ 施灸期间注意休息，不要熬夜。

◇ 在做艾灸前可以适当用温经散寒的中药泡脚，稳
定自我情绪。

◇ 忌食辛辣及刺激性食物。

◇ 保持乐观心态，适时调整自己的情绪。

◇ 有炎症者可以适当配合吃些中成药，如艾附暖
宫丸。

◇ 艾灸期间适时调节性生活。

◇ 每天1次，10次为1个疗程，2~3个疗程即可。

习惯性流产
艾灸补肾气，固胎元

曾经备受80后追捧的电视剧《夫妻那些事儿》中讲述了这样一个故事：女主角林君是一位高级工程师，事业如日中天，婚姻美满幸福，她和许多想享受二人世界的80后小夫妻一样，与男主角唐鹏是坚定不移的"丁克族"。他们的想法是平常努力工作，闲了和朋友聚聚会、喝喝茶、聊聊天，或者出去满世界旅行，老了就把自己送进养老院。

可是生活往往不按照规矩出牌，随着唐鹏爸爸离世，婆婆想要抱孙子的愿望更加急切，小两口也渐渐意识到孩子的重要性，放弃了做"丁克族"的想法，积极备孕。

但因为早就过了怀孕的最佳年龄，几次怀孕都因各种原因流产。经医院诊断，林君的这种状况属于习惯性流产，而且林君是高龄产妇，自然受孕的概率很小。

几经周折，虽然林君最终还是顺利怀孕生下宝宝，但是他们备孕的辛苦过程却急坏了电视机前许多跟他们一样着急备孕的80后小夫妻。我的朋友胡静就是其中一个，29岁的她之前怀孕过两次，但因为年轻，不想急着要孩子，就打掉了。后来想要孩子却怎么也怀不上，这次好不容易怀孕，没想到怀孕还不到两个月，就出现阴道内流血。前段时间她告诉我，去医院检查了，医生说她这是习惯性流产的先兆，需要打黄体酮，吃保胎药。

现在她每天都要去医院，身体和心理都受到很大的打击，一直后悔当初不该在怀上的时候那么任性地将宝宝打掉，以至于出现这种折磨人的情况。我特意抽了个时间去她家里探望，她躺在床上，面色蜡黄，无精打采。见我来了，她想要起床，但腰部酸痛得起不来。我赶紧让她坐下，帮她把了把脉，脉象无力。再让她把舌头伸出来，舌苔淡白。又问她晚上小便次数多不多，她说不但多，还总有尿不净的感觉。

我问她："医生是不是给你诊断说你肾虚？"她吃惊地点点头说是。

鉴于她这种情况，我让她坚持每天打黄体酮，同时还要配合吃金匮肾气丸（中成药），因为金匮肾气丸也能补气益肾。大多数健康女性在怀孕的前几个月，精神很充足，那是因为在早期的胚胎发育中，肾精起着决定性的作用。肾气虚，胎元不固，自然就易形成习惯性流产。

再加上她之前有过两次流产的经历，这一次不提早保养，很可能会再次流产。

她问我能不能用灸，我告诉她，现在怀有身孕，不宜再对身体有什么动作，最好是卧床静养。但是对那些着急怀孕却没能怀孕，而且有习惯性流产史的女性，我倒是建议她们采用艾灸来治疗。因为艾叶能帮助提升体内阳气，补充元气，对肾虚引起的习惯性流产有很好的疗效，患者只需灸身体的关元穴、气海穴、中极穴、肾俞穴、子宫穴、足三里穴即可。

🌿 选穴汇总：关元穴、气海穴、中极穴、肾俞穴、子宫穴、足三里穴

穴位精要

关元穴：关元穴是保健强壮要穴，艾灸此穴能提升整体阳气。

气海穴：艾灸此穴能温阳益气，扶正固本，培元补虚。

中极穴：艾灸此穴有助气化、调胞宫、补肾阳的作用。

肾俞穴：艾灸此穴能补肾益阳，补充元气。

子宫穴：艾灸此穴时艾灸的温热能通经络、温胞宫，对预防流产有较好的效果。

足三里穴：艾灸此穴能够调理脾胃和气血，补气固元，对身体虚弱的人有较好的效果。

取穴技巧

肾俞穴
双手放在腰侧髂骨上，四指朝前，拇指朝后，两拇指触碰到的位置即第四腰椎，往上三横指处是第二腰椎，在第二腰椎棘突下再旁开两个横指的位置即是肾俞穴。

气海穴
在下腹部，前正中线上，当脐中下两横指。

中极穴
在腹部，前正中线上，脐下4寸。

关元穴
在下腹部，前正中线上，脐下3寸处。

足三里穴
由外膝眼向下量四横指，在腓骨与胫骨之间，由胫骨旁量一横指。

子宫穴
在脐下4寸，旁开3寸处取穴。

疗法 1 悬灸仪灸

疗效指数 ★★★☆　环保指数 ★★★★☆
便利指数 ★★★★★　安全指数 ★★★★☆

Step. **1**　仰卧位，拇指按摩气海穴、关元穴、中极穴、子宫穴，每穴3分钟。之后用灸架灸以上诸穴45分钟。

Step. **2**　在灸以上诸穴之后，拇指按揉足三里穴，左右各一，各3~5分钟。之后以灸架温灸足三里穴，每穴15分钟。

Step. **3**　俯卧位，拇指按揉肾俞穴5分钟。之后以灸架温灸此穴30分钟。

操作要领

1.按摩穴位的同时，用酒精灯点燃艾条，进行悬灸仪预热。

2.注意观察受灸者的温度反应，适时调整。

疗法 2 艾条灸

疗效指数 ★★★★☆　环保指数 ★★★☆☆
便利指数 ★★★☆☆　安全指数 ★★★★☆

气海　关元　中极
足三里　足三里
气海　关元　中极
子宫
子宫

Step. 1 仰卧位，拇指按揉气海穴、关元穴、中极穴、子宫穴、足三里穴，各3分钟。之后以艾条逐一温灸，每穴位温灸10～15分钟。

肾俞
肾俞

Step. 2 俯卧位，拇指按摩肾俞穴5分钟，左右各一。之后以艾条灸此穴左右各10分钟。

操作要领

1. 按摩穴位的同时，用酒精灯点燃艾条。
2. 注意观察受灸者的温度反应，适时调整。
3. 注意随时清理艾条上的艾灰，以免掉落烫伤受灸者。
4. 手法上采用定点温灸、回旋灸、雀啄灸配合运用。
5. 每穴以皮肤红润为度。

孕吐
健脾胃，促吸收，艾灸胜补药

在很多古装剧里面我们都能看到这样的情节：后宫的妃子们一旦怀孕，为了引起众人的关注，就会在"合适"的场合出现强烈的呕吐、恶心症状，以此博得皇帝的关注。

现实生活中，很多孕妈妈在怀孕的前三个月内，的确会出现妊娠呕吐反应。妊娠呕吐的症状有轻有重，有个别孕妇呕吐严重，几乎是吃什么吐什么，甚至喝口水都会吐，严重时会吐胆汁。还有的孕妇甚至闻到食物的气味也会觉得恶心想吐，不想吃东西。

我爱人当初怀宝宝的时候就中过"害喜"的招。她怀孕后的反应特别强烈，早晨经常恶心呕吐，几乎把胃里所有的东西都吐出来了，最后实在没什么可吐的，就吐清水，而且她受不了食物的气味，整天不思茶饭，精神疲倦想睡觉。

看她难受的样子，我很着急，让她张开嘴，看了看她的舌苔，发现她舌淡苔白，再查脉象，缓滑无力。

这些体征说明是脾胃虚弱引起的妊娠呕吐。脾胃失调的患者晨起刷牙也会引起恶心呕吐，适当进行调理即可恢复，而孕妇恶心、呕吐现象的产生，主要是由于增多的雌激素对胃肠内平滑肌的刺激作用所致。轻微的恶心呕吐可不必进行治疗。

但是像我爱人这种情况就应该以健脾和胃、降逆止呕为主。我在她的中脘穴、内关穴、足三里穴、公孙穴上进行艾灸，每天都坚持帮她治疗。在这期间，为了配合艾灸达到更好的效果，家里给她搭配的饮食也非常清淡。这样调理了一段时间之后，她的"害喜"症状总算得到了缓解。

🕊 选穴汇总：中脘穴、足三里穴、内关穴、公孙穴

穴位精要

中脘穴：艾灸此穴能直接调理胃腑气血，有利于提高脾胃功能，促进消化吸收和增强人的抵抗力。

足三里穴：艾灸此穴能补脾益气，还能行气祛湿，使气血生化充足，脾气的升提有助于身体能量的储存。

内关穴：内关穴是心包经上的重要穴位，艾灸此穴对于妊娠呕吐或想吐又吐不出等各种原因导致的身体不适，具有良好的疗效。

公孙穴：公孙穴为脾经上的穴位，艾灸此穴能调理脾胃，降逆止呕。

取穴技巧

足三里穴
由外膝眼向下量四横指，在腓骨与胫骨之间，由胫骨旁量一横指。

中脘穴
在身体中线，肚脐上方一手掌的距离处。

内关穴
在腕关节横纹上约三横指宽处，前臂正中两筋之间的凹陷处。

公孙穴
足内侧一般都有一块突出的小骨头，在它的下面是太白穴，太白穴后面1寸处即是公孙穴。

疗法 1 艾条灸

疗效指数 ★★★★☆　环保指数 ★★★★☆
便利指数 ★★★★★　安全指数 ★★★★☆

Step. 仰卧位或坐位，用拇指按揉中脘穴、足三里穴、内关穴、公孙穴，每穴1～5
分钟。之后用艾条对上述穴位逐个温灸，每穴5～15分钟。

 操作要领

1. 按摩穴位的同时，用酒精灯点燃艾条。
2. 注意观察受灸者的温度反应，适时调整。
3. 注意随时清理艾条上的艾灰，以免掉落烫伤受灸者。
4. 手法上采用定点温灸、回旋灸、雀啄灸配合运用。
5. 每穴以皮肤红润为度。

疗法 2 姜片热灸

疗效指数 ★★★☆ 环保指数 ★★★★★
便利指数 ★★★★★ 安全指数 ★★★★☆

中脘

足三里

内关

公孙

Step. 坐位或卧位，拇指按揉中脘穴、足三里穴、内关穴、公孙穴，每穴1～3分钟。之后将姜切一断面，煨热直接点按以上穴位，温度以自我可以忍受为度，每穴反复点按10分钟。

操作要领

1. 在使用时注意自我皮肤的温度适应，必要时可以隔纸巾或薄的毛巾进行滚灸，防止皮肤烫伤。
2. 姜片直接点按在以上穴位，以皮肤潮红为度。
3. 姜片热灸时注意切面要不断切换。

艾灸 tips

◇施灸期间注意休息，不要熬夜。

◇在做艾灸前可以适当用姜汁泡脚，有暖中止呕之效。

◇忌食辛辣及刺激性食物，多食些助消化的食物。

◇保持乐观心态，适时调整自己的情绪。

◇每天1次，10次为1个疗程，2～3个疗程即可。

子宫下垂
温宫补阳，守护健康和美丽

许多女人结婚前心里一心一意想的是老公。结婚后有了孩子，心里一心一意想的却只有孩子了。尤其是刚刚做妈妈的女性，总是将自己的全部心思放在孩子身上，完全忽略了自己才刚刚生产完，需要别人照顾。

其实作为一名中医推崇者，作为一个男人，我觉得女性更应该多关心自己的身体，尤其是产后子宫的保养。因为子宫是女性最重要的生殖器官之一，女人的美丽、健康都和子宫有重要的关系。许多新妈妈因为产后护理不好，出现了子宫下垂的现象。

有一次，一个新妈妈到我这里来做产后修复，期间跟我聊起身体状况，她说自从生完孩子之后，小便时总觉得有什么东西要脱出来一样，白带特别多，稀稀的像水一样。精神状态也不好，老觉得没力气，不想说话。

听完她的讲述，我心里猜想，不会是得了产后子宫下垂吧？于是我安排馆里的专家给她做了细致的诊断，果然是子宫下垂。从医学上讲，子宫下垂是指子宫从正常位置沿阴道下滑至阴道外口，直至全部脱出阴道外的一种妇科疾病。造成子宫下垂的原因很多，有些女性因为生育多个孩子，造成产道及附近组织过度松弛。也有的女性在分娩过程中造成宫颈及子宫内的韧带损伤。分娩后如果支持组织未能及时恢复正常也会引起子宫下垂。由于子宫下垂多发生在产后，因此又被称作"产肠不收"或"子肠不收"，中医上称为"阴挺"。

在与她的交流中得知，她分娩过程不是很顺利，子宫留下了伤口。所以我判断其致病原因是：伤口一直无法愈合，损伤了气血，抵抗力下降，造成气虚下陷而使得胞宫的脉络松弛，提不住子宫，从而造成了脱垂。这位患者因生产时用力过度，使身体受到伤害久久不愈，导致气虚而引起子宫脱垂，需要补气升提。在艾灸神阙穴的同时，还要配合中医的其他疗法，内服外调并用，这样身体才会很快恢复。

🌿 选穴汇总：神阙穴、百会穴、中脘穴、维胞穴、子宫穴、三阴交穴

穴位精要

神阙穴：艾灸此穴能温阳救逆、益气固脱，防止子宫脱垂。

百会穴：百会穴在头顶，是人体一大要穴，艾灸此穴有升阳举陷的功效，能提升体内阳气，促进气血运化，有效防止子宫下垂。

中脘穴：艾灸此穴有健脾和胃、化湿和中的作用。

维胞穴：艾灸此穴对防治子宫脱垂有非常好的效果。

子宫穴：艾灸此穴时，艾灸的温热能通经络、温胞宫，能有效预防子宫下垂。

三阴交穴：艾灸此穴有健脾胃、益肝肾、调经带的功效，对治疗各种妇科病症都有很好的效果。

取穴技巧

中脘穴
在身体中线，肚脐上方一手掌的距离处。

百会穴
在头顶，用手摸能感觉到一块比较柔软的地方。

三阴交穴
在小腿内侧，脚踝的最高点往上3寸处（自己的手横着放，约四根手指横着的宽度）。

神阙穴
肚脐眼即为神阙穴。

子宫穴
在脐下4寸，旁开3寸处取穴。

维胞穴
脐中直下3寸，旁开6寸处。

疗法
1

悬灸仪灸

疗效指数 ★★★☆　环保指数 ★★★★☆
便利指数 ★★★☆　安全指数 ★★★★☆

中脘　神阙

子宫

维胞

Step. **1**　仰卧位，掌心按揉神阙穴，左右环揉36次，之后以拇指按揉中脘穴、维胞穴、子宫穴，
每穴1~3分钟。以悬灸仪直接温灸以上诸穴，时间为45分钟。

百会　　百会

Step. **2**　在灸腹部诸穴后，按揉
百会穴1~3分钟，之后
以艾条温灸此穴位15分
钟。或采用卧位，在灸
疗腹部的同时按揉百会
穴后灸疗。

三阴交

Step. **3**　按揉三阴交穴，左右各5分钟，然后在温灸腹部的同时，以艾条灸此穴左右各15分钟。

操作
要领

1. 按摩穴位的同时，用酒精灯点燃艾条，进行悬灸仪预热。
2. 注意观察受灸者的温度反应，适时调整。

疗法 2 艾条灸

疗效指数 ★★★☆☆　环保指数 ★★★☆☆
便利指数 ★★☆☆☆　安全指数 ★★★★☆

Step. **1** 仰卧位，掌心按揉神阙穴，左右环揉36次，之后以拇指按揉中脘穴、维胞穴、子宫穴，每穴1~3分钟。之后以艾条逐一温灸以上诸穴，每穴约10分钟。

Step. **2** 按揉百会穴、三阴交穴各1~3分钟，之后以艾条温灸此二穴各10分钟。先百会穴后三阴交穴。

 操作要领

1. 按摩穴位的同时，用酒精灯点燃艾条。
2. 注意观察受灸者的温度反应，适时调整。
3. 注意随时清理艾条上的艾灰，以免掉落烫伤受灸者。
4. 手法上采用定点温灸、回旋灸、雀啄灸配合运用。
5. 每穴以皮肤红润为度。

艾灸
tips

◇ 高血压患者施灸期间应在医师指导下服用降压药物。

◇ 保持充足睡眠时间，避免过度运动，禁房事。

◇ 保持心情舒畅，避免情绪失控。

◇ 饮食合理搭配，避免过咸食物，忌食酸辣等刺激性及煎炸食物。

产后痛
升阳通络，好妈妈要有好身体

因为工作的关系，总有一些距离远的患者在网上给我发邮件或留言，向我咨询用中医方法治疗病痛的小妙方，因此我每周都会抽出一部分时间来回复患者的邮件。这天我照常坐在电脑前，没想到无意中点开的一封邮件却让我聚精会神地坐在那里看了好久。

发这封邮件的是燕燕，曾经在我这里用中医疗法治疗过阴道炎。当年病好后没多久就生了个可爱的胖小子，看着小家伙的照片，我心里也一阵欢喜。

燕燕向我述说了她生完宝宝之后，和婆婆之间产生了许多误会，身体也不知道怎么了，总是莫名的疼痛。宝宝是11月底出生的，在坐月子期间，婆婆操了不少心。每天很早就起床，将门窗打开。婆婆说这样家里空气能对流，不容易滋生细菌。11月底，南方的天气已经比较阴冷了，从小在北方长大的燕燕有些不适应，总感觉身上冷飕飕的。后来燕燕实在感觉冷，和婆婆协商多次之后，婆婆才答应将门关上，窗子开着。

过了没多久，燕燕就感觉自己的肩臂疼痛得厉害，腰也疼痛不已。自己总想在床上躺着。婆婆及朋友都劝她多下床走走，活动活动，说这样恢复得快。燕燕也试着下床活动，但活动一会儿肩臂和腰就愈发疼痛了，有时候多抱了一会儿宝宝，肩臂都要痛上好几天。

婆婆说她这是太娇惯了，缺乏锻炼所致。燕燕也百口莫辩，不知道自己这是怎么了。后来天气转暖，燕燕身体相对好了一点，但是腰还会时不时地疼痛一下，不能干重活。

婆婆的脸色一天比一天难看。苦恼不已的燕燕想起了我，就抱着试试看的心理给我发了这封邮件，希望我能给她一些帮助。看完邮件，我心里已经明白，让燕燕深受其苦的其实是中医所说的"产后身痛"，也可以叫作"产后风湿痛"，甚至有人称之为"产后中风""产后痹"。燕燕因为生完孩子后气血双亏，加上每天都开着窗户，感染了风寒，导致身体经络痹阻，筋脉关节失养，出现肩臂疼痛、腰酸软就不奇怪了。我给燕燕回了封邮件，让她买几盒艾灸条，自己做艾灸。一段时间之后，燕燕给我回了邮件，她说自己产后肩臂痛、腰痛的毛病好了很多，有时间再到我店里来复查。

🌿 选穴汇总：手三里穴、手五里穴、肩井穴、肩贞穴、天宗穴、肩外俞穴、关元穴

穴位精要

手三里穴：艾灸此穴有通经活络、清热明目的作用，除此之外，经常灸疗此穴对调理肠胃也有很好的帮助。

手五里穴：艾灸此穴能理气散结，通经活络，对消除肩臂疼痛有很好的效果。

肩井穴：艾灸此穴对治疗肩背痹痛、手臂不举、颈项强痛等症有很好的效果。

肩贞穴：艾灸此穴对缓解肩背疼痛、手臂麻痛有很好的效果。

天宗穴：艾灸此穴对肩胛疼痛、肘臂外后侧痛有很好的疗效，另外，经常灸疗此穴对气喘、乳痈也有很好的效果。

肩外俞穴：艾灸此穴对颈椎病，肩胛区神经痛、痉挛、麻痹，肩背疼痛，颈项强急等有特效。

关元穴：关元穴为保健强壮要穴，艾灸此穴能提升整体阳气。

取穴技巧

手三里穴
在前臂背面桡侧，当阳溪穴与曲池穴连线上，肘横纹下三横指处。

手五里穴
在手臂外侧，曲池穴与肩髃连线上，曲池穴上四横指处。

天宗穴
肩胛冈下窝的中央凹陷处。

肩井穴
大椎穴与肩峰端连线的中点处。

肩贞穴
肩关节后下方，臂内收时，腋后纹头上1寸处即是。

肩外俞穴
位于背部，当第一胸椎棘突下，旁开3寸处。

关元穴
在下腹部，前正中线上，脐下3寸处。

疗法 1 悬灸仪灸

疗效指数 ★★★☆☆　环保指数 ★★★★☆
便利指数 ★★☆☆☆　安全指数 ★★★★☆

Step. **1** 俯卧位，拇指按摩天宗穴、肩贞穴、肩外俞穴，每穴按摩3分钟左右。之后以悬灸仪整体灸以上诸穴20分钟。

Step. **2** 坐位，拇指点压手三里穴、手五里穴、肩井穴各5分钟。之后以艾条灸此三穴，每穴10~15分钟。

Step. **3** 仰卧位，拇指点揉关元穴5分钟。之后以悬灸仪灸关元穴，约30分钟。

操作要领

1. 按摩穴位的同时，用酒精灯点燃艾条，进行悬灸仪预热。

2. 注意观察受灸者的温度反应，适时调整。

3. 肩胛悬灸时间不宜过长，过长亦容易引发口干舌燥。

疗法 2 艾条灸

疗效指数 ★★★★☆　环保指数 ★★★☆☆
便利指数 ★★★☆☆　安全指数 ★★★★☆

手五里
肩外俞穴
天宗穴
手三里
肩井
肩贞

Step. 1 坐位，拇指按揉手三里穴、手五里穴、肩井穴、肩贞穴、天宗穴、肩外俞穴，每穴3分钟。之后以艾条逐一温灸，每穴约10分钟。

肩外俞
手五里
手三里
天宗
肩井
肩贞

关元

关元

Step. 2
仰卧位，拇指点揉关元穴5分钟。之后以艾条温灸关元穴约10分钟。

操作要领

1. 按摩穴位的同时，用酒精灯点燃艾条。
2. 注意观察受灸者的温度反应，适时调整。
3. 注意随时清理艾条上的艾灰，以免掉落烫伤受灸者。
4. 手法上采用定点温灸、回旋灸、雀啄灸配合运用。
5. 每穴以皮肤红润为度。

艾灸 tips

◇ 施灸期间注意休息。

◇ 在做艾灸前可以适当用姜汁泡脚，有暖中和胃之效。

◇ 适时运动上肢，活动关节。

◇ 保持乐观心态，适时调整自己的情绪。

◇ 每次灸完后注意保暖。

◇ 每天1次，10次为1个疗程，2~3个疗程即可。

产后缺乳
补气益血，乳汁充足胃口佳

了解西方油画的人应该都记得这样一幅杰作：圣母玛利亚将圣子耶稣放在绿色的垫子上，神情温柔而专注地给他喂奶。小耶稣在与妈妈对视的同时，还用小手抓住自己的小脚丫，表现出极大的享受。每一个做过母亲的女性看到这幅画都会为之动容，因为这样的时刻只属于母亲和孩子。

但在现实生活中，却有很多新妈妈无法给孩子哺乳，因为她们有的缺乳，有的少乳，有的乳汁根本出不来。下面我们从中医的角度帮新妈妈们找找原因。

明代妇科专著《妇人规》中说："妇人乳汁乃冲任气血所化。"意思是妈妈的乳汁来源于气血，当气血充足，乳汁有了来源，也就充足；当气血不足，乳汁没有了供给源头，就会出现没有乳汁或者乳汁很少的情况。而气血不足的根本原因是脾虚。在人体的器官中，脾生化气血，一旦脾本身出现问题，就会导致气血虚弱。另外，新妈妈们在分娩时失血过多也是造成少乳的直接原因，血为气母，血是气的载体，同时也是气的营养来源，血损耗太多，乳汁来源就不足。

产后失血过多的妈妈们往往会觉得精神疲倦而食欲不振，面色苍白，脉络虚弱。中医还认为，缺乳的另一个重要原因是乳络不通，导致乳汁出不来，这就像我们开车去某个地方，但在路上发生了交通堵塞，即便我们想尽快到达，也无法前行。有些新妈妈有产后抑郁症，肝火旺盛。肝主疏导，如果产后抑郁，气机不畅，也容易影响肝的疏导作用，阻碍乳汁运行，导致有乳难下。乳络不通的新妈妈常会感到乳房胀痛，食欲减退，甚至忽冷忽热。

怎样才能解决这个难题呢？很简单，通过艾条悬灸肩井穴、膻中穴、乳根穴和少泽穴就能补气益血，疏通乳络。具体做法：将艾条放在穴位上方约3厘米处，固定不移，每个穴位灸5～15分钟，每天1～2次，以穴位周围皮肤有灼热感为度。灸到有乳可通为止，一般1周即可见效。

除了艾灸之外，食疗也是最常见的催乳方法。新妈妈们在产后可多食用花生炖猪蹄、鲫鱼汤、黄花菜炖猪瘦肉、莴笋汤、芝麻粥、木瓜花生红枣汤等。

🕊 选穴汇总：肩井穴、膻中穴、乳根穴、少泽穴

穴位精要

肩井穴：在大椎穴与肩峰连线中点，肩部最高处。艾灸此穴有疏导水液的作用，对产后缺乳有很好的效果。

膻中穴：在胸部，两乳头连线中点处。艾灸此穴能调理一身气机，使全身气机升降得宜。

乳根穴：在胸部，乳头直下乳房根部第5肋间隙距前中线4寸处。艾灸此穴能活血行气，消除乳房结块，疏通乳络。

少泽穴：艾灸此穴能有效治疗乳汁不足等症状。

取穴技巧

肩井穴
大椎穴与肩峰端连线的中点，肩部最高处。

膻中穴
两乳头连接线与人体中线交接处。

乳根穴
位于人体胸部，乳头直下，乳房根部凹陷处。

少泽穴
在人体小指末节的尺侧，距离指甲0.1寸处即此穴位。

疗法

艾条灸

疗效指数 ★★★☆ 环保指数 ★★★☆☆
便利指数 ★★☆☆☆ 安全指数 ★★★★☆

Step. 1 坐位，拇指按揉少泽穴、肩井穴，每穴3分钟。之后以艾条逐一温灸，每穴位温灸约10分钟。

Step. 2 坐位，拇指点揉膻中穴、乳根穴、中府穴，每穴5分钟。之后以艾条逐一温灸，每穴灸约10分钟。

操作
要领

1. 按摩穴位的同时，用酒精灯点燃艾条。

2. 注意观察受灸者的温度反应，适时调整。

3. 注意随时清理艾条上的艾灰，以免掉落烫伤受灸者。

4. 手法上采用定点温灸、回旋灸、雀啄灸配合运用。

5. 每穴以皮肤红润为度。

乳房下垂
行气活血，促进胸部血液循环

徐小姐是某公司白领，她的身材很火辣，胸部饱满高耸，曲线迷人。每年夏天她都会去泳池一展风姿。每当穿上比基尼，她都能赢得无数女人的羡慕和男人的青睐。结婚后，老公还偷偷地告诉她，他第一次注意到她就是因为她傲人的胸部曲线。

一年之后两人的爱情有了结晶，徐小姐生了个漂亮的宝宝。但是给宝宝断乳之后，徐小姐发现自己最骄傲的乳峰竟然下垂了，如果不借助塑形胸衣，乳房就像松松垮垮的两个布袋。徐小姐很怕这个情况会影响老公对自己的感情，尽管老公表示对她会像以前一样好。于是，徐小姐忍不住偷偷地跑到美容专科医院咨询，医生得知她已经结婚生子后，建议她不要为了美丽再"挨刀"。

刚好她有个朋友认识我，她听说我的灸疗馆通过中医疗法就可以使新妈妈恢复迷人曲线，就赶紧要了我的手机号，并拨通了我的电话。

听徐小姐抱怨完，我让她先不要着急，并帮她分析乳房下垂的原因。

在哺乳期内，乳房内部腺体的分泌量达到最高峰，产生大量乳汁，导致乳房增大、变重，悬吊和支撑乳房的弹性组织长时间受到牵拉而向下伸长，变得松弛。哺乳期过后，这些弹性组织如果恢复得不好，就会导致乳房下垂。

徐小姐告诉我她的工作很忙，每天没有太多时间锻炼。我建议她试试艾灸，因为通过灸疗可以刺激胸部弹性组织恢复和增长，胸部组织纤维能提升乳房，缓解下垂的情况。

除了艾灸，我建议她坚持游泳，游泳对锻炼胸部肌肉也有很好的作用。

徐小姐高兴地说，她一定会依照我的建议坚持实践。1个月后她给我发来短信，告诉我灸疗加锻炼已经初见成效，乳房开始挺起来了，她和老公的感情也越来越好。如果徐小姐持之以恒，相信几个月后，她就可以恢复以往傲人的身材了。

🦋 选穴汇总：乳根穴、天宗穴、膻中穴、中府穴

穴位精要

乳根穴：艾灸此穴能活血行气，从而帮助促使结块消散。

天宗穴：艾灸此穴能舒经活络，通畅胸部周围血气，防止乳房下垂。

膻中穴：艾灸此穴能散热、行气、活血，让胸部得到充分的滋养，还能舒缓心情，畅通经络。

中府穴：艾灸此穴能疏通乳房部位的经络，促进乳房部位的血液循环。

取穴技巧

乳根穴
位于人体胸部，乳头直下，乳房根部凹陷处。

肩井穴
大椎穴与肩峰端连线的中点肩部最高处。

膻中穴
两乳头连接线与人体中线交接处。

天宗穴
肩胛冈下窝的中央凹陷处。

疗法 1 悬灸仪灸

疗效指数 ★★★☆☆　环保指数 ★★★★☆
便利指数 ★★★☆☆　安全指数 ★★★★☆

乳根　　膻中　　肩井

Step. 1 食指按揉乳根穴、膻中穴、肩井穴，每穴3分钟。

Step. 2 用悬灸仪灸上述穴位，时间共约20分钟。

天宗　　　　　　　　天宗

Step. 3 俯卧位，拇指点揉天宗穴，左右各5分钟。之后以艾条温灸该穴，左右穴位各1次，每穴约灸10分钟。

 操作要领

1. 按摩穴位的同时，用酒精灯点燃艾条，预热灸盒。
2. 注意观察受灸者的温度反应，适时调整。
3. 每穴以皮肤红润为度。

疗法 2 艾条灸

疗效指数 ★★★☆☆　环保指数 ★★★☆☆
便利指数 ★★★☆☆　安全指数 ★★★★☆

膻中　乳根　肩井　膻中　乳根　肩井

Step. 1 先给整个乳房护理按摩，以理法疏导为主，然后重点按揉乳根穴、膻中穴、肩井穴，每穴3分钟。之后以艾条灸之，每穴5～10分钟。

天宗　天宗

Step. 2 俯卧位，拇指点揉天宗穴5分钟，左右穴位各1次。之后以艾条温灸，左右穴位各1次，每穴约10分钟。

操作要领

1. 按摩穴位的同时，用酒精灯点燃艾条。
2. 注意观察受灸者的温度反应，适时调整。
3. 注意随时清理艾条上的艾灰，以免掉落烫伤受灸者。
4. 手法上采用定点温灸、回旋灸、雀啄灸一起配合运用。
5. 每穴以皮肤红润为度。

艾灸 tips

◇ 施灸期间注意休息。

◇ 适时配合食疗，如山药粥。

◇ 适当配合服用一些中成药，如四君子丸、健脾和胃丸、八珍口服液等调养气血之类的药。

◇ 保持乐观心态，适时调整自己的情绪。

◇ 每次灸完后注意保暖。

◇ 每天1次，10次为1个疗程，2～3个疗程即可。

乳腺炎
用温热的艾条来帮助消散结块

每一个孕育着宝宝的女人都是幸福的。作为准妈妈，能幸福地感受到宝宝在肚子里和你无声地交流。他恣意地舒展自己的小胳膊、小腿儿，高兴了，伸伸懒腰；困了，就蜷着小胳膊、小腿儿，安静地睡着。

当你看着他躺在怀里吮吸着甜蜜的乳汁，会感激上苍带给你如此可爱的小生命。

这是每一个妈妈最幸福的时刻。

但是作为新妈妈，你真的准备好了吗？乳腺炎是许多新妈妈甜蜜中的烦恼，它会让宝宝经历人生的第一道考验。

晓霞就是这样一个患了乳腺炎的新妈妈。生完宝宝的第2天，她的乳汁就汹涌而来。晓霞很高兴，这样意味着宝宝有足够的母乳可以吃。

可是随后晓霞就遇到了一个麻烦。在宝宝出生后第10天，晓霞感觉乳头特别痛，随后整个乳房也火辣辣的胀痛。用手一摸，还能感觉左侧的乳房里有一个硬硬的包块。晓霞吓坏了，赶紧仔细检查，竟发现两个乳头都被宝宝吮破了，还有血渗出。

然而，这还不是最糟糕的。过了几天，她开始感觉怕冷。她的老公也吓坏了，用手一摸晓霞的额头，发现她居然发热了。给晓霞盖上被子，可她仍然觉得很冷。

之后医院检查，才发现她患上了急性乳腺炎。原来新妈妈产后身体比较虚弱，容易外感风邪，使体内热毒不易散发，血液运行不畅而导致血淤，最后病毒的热毒滞留于乳房导致乳腺炎（也叫乳痈）。同时新妈妈的乳头肌肤比较娇嫩，抵抗能力较弱。而宝宝要补充能量，乳头被长期吮吸，乳头、乳晕很容易皲裂，病菌也就乘虚而入了。另外，有些新妈妈乳汁过多，如果宝宝吸收不及时，就会造成乳汁淤积，乳腺堵塞，从而引发局部血液循环不畅，进而导致炎症。

其实，乳腺炎也是能够预防的。比如平时给宝宝喂奶前先用清水冲洗乳头；如果宝宝已经吃饱了，乳汁却还有很多，可用吸奶器将多余的乳汁吸出来以免乳汁淤积在乳房里。每次喂完奶后，挤几滴乳汁抹在乳头上，能有效抑制细菌繁殖或者乳头皲裂。我们还可以采用艾灸的方法来对乳腺炎进行预防和缓解，艾灸具有清热解毒、消淤排脓的作用，是缓解乳腺炎的良方之一。

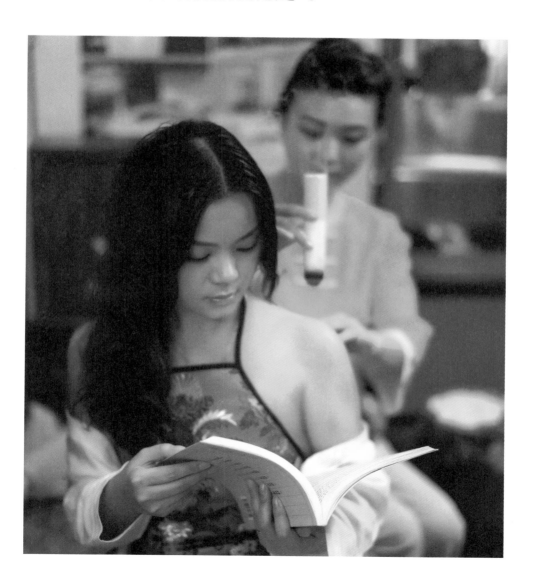

🌿 选穴汇总：肩井穴、乳根穴、膻中穴、天宗穴

穴位精要

肩井穴：艾灸此穴对缓解乳腺炎有很好的效果。

乳根穴：艾灸此穴时，艾条的温热直接作用于乳房结块部位，能活血行气，促
使结块消散。

膻中穴：膻中穴靠近乳房，艾灸此穴具有行气活血的作用，能改善乳腺炎等乳
房疾病。

天宗穴：艾灸此穴能舒经活络，通畅胸部周围血气，有效防治乳腺炎。

取穴技巧

乳根穴
位于人体胸部，乳头直下，乳房根部凹陷处。

肩井穴
大椎穴与肩峰端连线的中点，肩部最高处。

膻中穴
两乳头连接线与人体中线交接处。

天宗穴
肩胛冈下窝的中央凹陷处。

疗法 1 悬灸仪灸

疗效指数 ★★★★☆　环保指数 ★★★★☆
便利指数 ★★★★☆　安全指数 ★★★★☆

乳根　膻中　肩井

Step. 1 食指按揉乳根穴、膻中穴、肩井穴，每穴3分钟。

Step. 2 用悬灸仪灸上述穴位，时间共约20分钟。

天宗

天宗

Step. 3 俯卧位，拇指点揉天宗穴5分钟，左右穴位各1次。之后以艾条温灸该穴，左右穴位各2次，每穴约10分钟。

 操作要领

1. 按摩穴位的同时，用酒精灯点燃艾条预热灸盒。

2. 注意观察受灸者的温度反应，适时调整。

3. 每穴以皮肤红润为度。

4. 炎症发作期禁止灸疗。

疗法 2 艾条灸

疗效指数 ★★★☆☆　环保指数 ★★★☆☆
便利指数 ★★☆☆☆　安全指数 ★★★★☆

膻中　乳根　　肩井　　膻中　乳根　　肩井

Step. 1 坐位，对整个乳房进行按摩，以理法疏导为主，重点按揉乳根穴、膻中穴、肩井穴，每穴3分钟。之后以艾条灸之，每穴5～10分钟。

天宗　　　　天宗

Step. 2 俯卧位，拇指点揉天宗穴5分钟，左右穴位各1次。之后以艾条温灸，每穴约10分钟。

操作要领

1. 按摩穴位的同时，用酒精灯点燃艾条。
2. 注意观察受灸者的温度反应，适时调整。
3. 注意随时清理艾条上的艾灰，以免掉落烫伤受灸者。
4. 手法上采用定点温灸、回旋灸、雀啄灸配合运用。
5. 每穴以皮肤红润为度。
6. 炎症发作期禁止灸疗。

艾灸 tips

◇ 施灸期间注意休息。

◇ 有条件的可以把仙人掌削皮去刺并烘烤热敷于患处，疗效很好。

◇ 发炎者应适当配合口服或静脉注射消炎药。

◇ 保持乐观心态，适时调整自己的情绪。

◇ 每次灸完后注意保暖。

◇ 每天1次，10次为1个疗程，2～3个疗程即可。

Part 4

身轻松心轻盈，
小病小痛一扫光

和男人比起来，病痛似乎更"偏爱"女人：穿得少点会感冒，吃得辣点会上火，熬夜会有黑眼圈。而你永远搞不明白自己为什么总会有这样或那样的病痛。能否有一种不用打针也不用吃药的良方来驱除这些讨厌的小病痛？那就试试艾灸吧，艾灸可活血化淤、扶阳固脱、补气养血，将是你消除小病小痛的好帮手。学会艾灸，能让你成为"轻"女人——身轻松，心轻盈。

手脚冰凉
艾草祛寒，做个暖美人

在许多患者的心里，总觉得医生从不生病，就像鞋匠永远不会穿坏了的鞋子一样。

其实医生也是普通人，吃的也是五谷杂粮，当然也会得病。

细心点的患者可能会发现，触诊的时候能感觉到有些女医生的手有些冰凉。

有一次一名姓徐的医生到我们诊所来坐诊，一名患者把手伸出来让她诊断。没想到两人的手刚刚触到一起，患者就惊讶地说，"医生，你的手好凉，怎么回事，衣服穿少了吧？"

虽然那天天气有点凉，但是还没到冷的程度，而且徐医生穿得也不少。看着患者奇怪的表情，徐医生不以为然地笑笑说，"咱们女人嘛，不都有点手脚冰凉的小毛病"。

患者却摆摆手对徐医生说："医生，我是想说，我也经常手脚冰凉，这是怎么回事呀？""你除了手脚冰凉之外，平时还有什么感觉？"徐医生问她。患者说她还经常感觉小腹和腰部很凉。徐医生又问她是不是有痛经的毛病，来月经的时候会出现血块还呈暗紫色。

患者连连点头，拉着她的手说："医生你怎么什么都知道呀？你说的这些症状我都有，尤其是大夏天也会感觉手脚冰凉，舌头也经常感觉湿漉漉的。"

徐医生忍不住笑了，说："其实不是我'神'，是你跟我一样，都属于寒湿体质。"

寒湿体质的人体内都"储存"了大量的寒气，这些寒气无法通过正常排泄渠道排泄出去，长期聚集在体内，因此会导致痛经、月经有血块等症状。寒气的聚集与许多女性的生活方式密切相关。比如有些女性喜欢穿露脐装，长时间让小腹暴露在外面，当然容易受凉。有些女性习惯晚上洗头，带着湿漉漉的头发上床睡觉，长期这样寒气必然会侵入体内。体寒是女性健康的大忌，因此想要做个健康温暖的女人，还得将自己体内的寒气"赶跑"。

驱寒的方法有很多种，可以进行艾灸，还可以通过食疗来达到目的。比如来月经时可以喝生姜红糖水，平时多吃点桂圆，在菜中加入肉桂或者花椒等，都能起到很好的驱寒作用。

❦ 选穴汇总：气海穴、关元穴、肾俞穴、神阙穴、足三里穴、涌泉穴

穴位精要

气海穴：艾灸此穴能温阳益气、扶正固本、培元补虚。

关元穴：艾灸此穴能益肾兴阳，阳气充足则能化解寒湿。

肾俞穴：艾灸此穴能补肾益精，肾精充足则血液生化有源。

神阙穴：艾灸此穴对提升体内阳气有非常好的效果，体内阳气生发、气血充足则手脚温暖。

足三里穴：此穴是人体重要强壮穴位之一，艾灸此穴能补养一身气血。

涌泉穴：艾灸此穴能促进肾气的生发，提升体内气血运行能力。

取穴技巧

关元穴
在下腹部，前正中线上，脐下3寸处。

神阙穴
肚脐眼即为神阙穴。

肾俞穴
双手放在腰侧髂骨上，四指朝前，拇指朝后，两拇指触碰到的位置即第四腰椎，往上三横指处是第二腰椎，在第二腰椎棘突下再旁开两个横指的位置即是肾俞穴。

气海穴
在下腹部，前正中线上，当脐中下两横指。

足三里穴
由外膝眼向下量四横指，在腓骨与胫骨之间，由胫骨旁量一横指。

涌泉穴
在足底，脚掌下，第二、三趾趾缝纹头端与足跟连线的前1/3处。

疗法
1

悬灸仪灸

疗效指数 ★★★☆　环保指数 ★★★★☆
便利指数 ★★★★☆　安全指数 ★★★★☆

肾俞

Step. *1* 俯卧位，按揉腰部，拇指重点按摩肾俞穴，左右各有一穴，每穴按揉3分钟左右。之后
以悬灸仪整体灸穴20分钟。

涌泉

Step. *2* 拇指点压涌泉穴，左右各
有一穴，每穴点压5分
钟。之后以艾条灸此穴，
每穴10~15分钟。

气海
神阙
关元

足三里

Step. *3* 仰卧位，拇指点揉气海穴、关元穴，每穴约3分钟。掌心按揉神阙穴，左右旋揉3分钟。之后
以悬灸仪灸之，约30分钟。在灸腹部时，以艾条灸足三里穴，左右穴位各灸10分钟。

操作
要领

1. 按摩穴位的同时，用酒精灯点燃艾条，进行悬灸仪预热。
2. 注意观察受灸者的温度反应，适时调整。

疗法 2 艾条灸

疗效指数 ★★★★☆　环保指数 ★★★☆☆
便利指数 ★★☆☆☆　安全指数 ★★★★☆

肾俞

涌泉

Step. 1 先按揉腰部，然后拇指重点按摩肾俞穴、涌泉穴，左右各有一穴，按摩3分钟左右。之后以艾条灸肾俞穴、涌泉穴，左右穴位各灸10分钟。

神阙　气海

关元

足三里

Step. 2 拇指点揉气海穴、关元穴、足三里穴，每穴约3分钟。掌心按揉神阙穴，左右旋揉3分钟。之后以艾条逐次温灸以上穴位，每穴5～10分钟。

操作要领

1. 按摩穴位的同时，用酒精灯点燃艾条。
2. 注意观察受灸者的温度反应，适时调整。
3. 注意随时清理艾条上的艾灰，以免掉落烫伤受灸者。
4. 手法上采用定点温灸、回旋灸、雀啄灸配合运用。
5. 每穴以皮肤红润为度。

艾灸 tips

◇施灸期间注意休息，每次灸完注意保暖。

◇在做艾灸前可以适当用姜液泡脚，可以温中止呕。

◇保持乐观心态，适当调整自己的情绪。

◇每天1次，10次为1个疗程，2～3个疗程即可。

感冒
增强抵抗力，预防感冒来袭

我整天在诊所里帮别人治疗一些小毛病，最近一不留神自己也感冒了，鼻涕不断，喷嚏连天，实在难受。我便回家熬了点姜汤喝下，准备好好休息一下。正在看电视，听到门铃响了。开门一看，原来是隔壁的小刘。

她一副无精打采的样子，有气无力地对我说："你在家呀，快帮我看看吧，我感冒好多天了，一直不好，吃药也没用。"

我笑着说："咱俩这是同病相怜呀，我也感冒了。"

我摸了摸她的额头，很烫，嘴唇干干的，有要裂开的感觉，看来是高热所致。我让她伸出舌头来看看，舌面有一些发红，舌苔有点黄。

我问她平时是不是经常口渴，并且手心、足心经常发热。她说她在上班的时候有一个绰号，叫"小水瓶"，就是因为平日总是口渴、喝很多水而得名。

听完这个，我大概知道是怎么回事了。我对她说："不用着急，先去打针或者吃药退热，然后再调理一下身体就会好的。不过感冒好了之后呢，还需要用艾灸来调理一下自己的身体，不然以后还是容易感冒的。"

小刘听后，眉头舒展了一下，对我说："就买你买的这种感冒药可以吗？"她边说边拿起我桌子上的感冒药看。

我说："这个可不适合你，我们俩的感冒同名不同病呢。"

"啊？"小刘听后睁大了眼睛："感冒还有不一样的呀？"

我笑着对她说："是啊，感冒在中医里面分风寒感冒和风热感冒。风寒感冒就是我们俗称的'伤风'，是因为外感风邪，肺气失宣所致。患上风寒感冒的人通常会觉得后脑疼痛、全身酸痛无力，怕冷、怕吹风，不发热。晚上睡觉要穿很多衣服或盖厚厚的被子才舒服，鼻音很重且流清鼻涕，咳嗽时痰是白色的。而风热感冒第一反应就是喉咙痛，咳嗽带痰，痰偏黄色或黑色，鼻涕色黄质浓。有的人患风热感冒会有便秘的现象，还经常心烦、口渴。如果在天气突然由热转冷时患风热感冒的同时还易上火，舌质红，舌苔带黄色或白色。

　　"像我这样，发热不明显，身体感觉冷，流冷汗的症状是典型的风寒感冒。而你，体温居高不下，舌苔发红，还不停咳嗽。这种症状是典型的风热感冒。我想，你之前说吃药都不见好转，可能就是吃错感冒药了。"

　　小刘恍然大悟似地说："啊，原来是这样，谢谢了。我现在去打针好了。"说完她便要出门。我又拉住她说："烧退了后你给自己艾灸吧，把身体调理一下。"

　　小刘说："艾灸？我不会呀！"

　　我说："没事，你打完针来我家，让嫂子帮你灸疗一下，你一看就学会啦。"

选穴汇总：大椎穴、风门穴、肺俞穴、足三里穴

穴位精要

大椎穴：大椎穴属督脉，有通脉行气、贯通督脉上下的作用，能增强体质。

风门穴：艾灸此穴对于咳嗽、发热、头痛等病症有很好的预防和治疗效果。

肺俞穴：艾灸此穴能增强肺的疏散功能。肺开窍于鼻，肺经气血充足，疏散功能变得强大，则能驱邪于体外。

足三里穴：足三里穴是人体重要的强壮穴位之一，艾灸此穴能补养一身气血。

取穴技巧

大椎穴
在背部，取穴时将身体正直，一只手的虎口从侧面握住脖子，食指所触摸的背部位置即为此穴。

肺俞穴
在背部，第3胸椎棘突下，两侧旁开1.5寸处。

足三里穴
由外膝眼向下量四横指，在腓骨与胫骨之间，由胫骨旁量一横指。

风门穴
在背部，第二胸椎棘突下，旁开1.5寸处。

悬灸仪灸

疗效指数 ★★★★☆　　环保指数 ★★★★☆
便利指数 ★★★★☆　　安全指数 ★★★★☆

Step. 1　俯卧位，拇指按压大椎穴、风门穴、肺俞穴，每穴3分钟左右。之后以悬灸仪整体灸以上诸穴共20分钟。

Step. 2　坐位，拇指点压足三里穴5分钟，左右穴位各1次。之后仰卧，以悬灸仪悬灸此穴，左右穴位各1次，每穴10分钟。

操作要领

1.按摩穴位的同时，用酒精灯点燃艾条，进行悬灸仪预热。

2.注意观察受灸者的温度反应，适时调整。

3.肩胛悬灸时间不宜过长，过长亦容易引发口干舌燥。

疗法
2

艾条灸

疗效指数 ★★★★☆　环保指数 ★★★☆☆
便利指数 ★★★☆☆　安全指数 ★★★★☆

风门
大椎
肺俞

Step. 1 俯卧位，拇指按摩大椎穴、风门穴、肺俞穴，每穴3分钟左右。之后以艾条灸以上诸穴，每穴10分钟。

足三里

Step. 2 坐位，拇指点压足三里穴5分钟，左右穴位各1次。之后以艾条灸此穴，左右穴位各1次，每穴10分钟。

操作
要领

1. 按摩穴位的同时，用酒精灯点燃艾条。
2. 注意观察受灸者的温度反应，适时调整。
3. 注意随时清理艾条上的艾灰，以免掉落烫伤受灸者。
4. 手法上采用定点温灸、回旋灸、雀啄灸配合运用。
5. 每穴以皮肤红润为度。

艾灸
tips

◇ 施灸期间注意休息。

◇ 在做艾灸前可以适当用姜与防风煮水泡脚，可以预防感冒。

◇ 适量运动，保持乐观心态，适时调整自己的情绪。

◇ 每次灸完后注意保暖。

◇ 每天1次，10次为1个疗程，2~3个疗程即可。

"初老症"
灸一灸，容貌精神都焕然一新

80后女生小张最近有些着急。一向认为自己记忆力超强的她最近总是丢三落四，领导交代的事情，她反复记着、念叨着，可是真正要做的时候却忘记了。有时候，她将自己很重要的东西放在"很重要的地方"，最后却连那个"很重要的地方"也彻底忘记了。

和朋友聚会，她发现隔了许多年的事情，都记忆犹新，包括小时候的一些"小秘密"等，可最近一年发生的一些重要的事情，她都不记得。工作日的早晨，懒懒的不想起床，工作也无法集中精力。周末的时候却莫名其妙地一大早醒来。

小张不知道自己这是怎么了，问朋友，却发现朋友圈里大都是这样。焦急的小张着急地上网查解决的办法，结果发现自己的症状正是网上说的"初老症"。

所谓"初老症"，是因为工作压力以及生活节奏紧张的影响而引起的症状。不知不觉中，年纪轻轻的人，就开始出现衰老的征兆。这种症状在60后、70后身上很少见，因为60后正奔向"知天命"的更年期，70后即将进入"不惑之年"，在他们这两个年龄段即便有这样的症状，许多人都觉得是正常现象。因为在人们的意识里，觉得"大家都是这样子，没什么好奇怪的"，记忆力下降，常常头昏眼花是再正常不过的事情。

但80后可没有这么乐观了。因为读书等原因，许多80后在20多岁时才真正步入社会开始工作。如果在这一时期出现"初老"症状岂不意味着自己即将衰老，青春正走向尾声？但上有老下有小的80后既要还房贷又要赡养老人和抚养后代，被工作和生活两座大山压着，是万万不敢再让身体出现什么差错的。可是这些问题偏偏"不厌其烦"地干扰着80后的生活。

怎么解决这个问题？无数个"小张"都在着急着，怕自己真的是悄悄老去了。其实并不用太着急，爱网购的80后只需要买上几根艾条，在家里做一做艾灸，这个小烦恼便可以轻松地驱除。

选穴汇总：四神聪穴、悬钟穴、神门穴

穴位精要

四神聪穴：艾灸此穴能镇静安神、清头明目、醒脑开窍，对头痛、眩晕、失眠、健忘等症都有很好的调理效果。

悬钟穴：艾灸此穴能泄胆火、清髓热、舒筋脉，还能疏肝益肾。

神门穴：艾灸此穴能益心安神，对治疗"初老症"有很好的效果。

取穴技巧

四神聪穴
位于头顶百会穴前后左右各1寸处，共由4穴组成。

悬钟穴
在外踝尖上3寸，腓骨前缘。

神门穴
仰掌，在腕部腕掌侧横纹尺侧（内侧）端，尺侧腕屈肌腱的桡侧凹陷处。

疗法 **艾条灸**

疗效指数 ★★★★☆ 环保指数 ★★★☆☆
便利指数 ★★★☆☆ 安全指数 ★★★★☆

四神聪

神门

悬钟

Step. **1** 拇指按摩四神聪穴、神门穴、悬钟穴，每穴5分钟左右。按摩顺序由四神聪穴开始，之后是神门穴，最后是悬钟穴。

悬钟

神门

四神聪

Step. **2** 艾条灸四神聪穴、悬钟穴、神门穴，每穴10分钟。灸法顺序由悬钟穴开始，之后是神门穴，最后是四神聪穴。

操作
要领

1. 按摩穴位的同时，用酒精灯点燃艾条。

2. 注意观察受灸者的温度反应，适时调整。

3. 注意随时清理艾条上的艾灰，以免掉落烫伤受灸者。

4. 手法上采用定点温灸、回旋灸、雀啄灸配合运用。

5. 每穴以皮肤红润为度。

偏头痛
谈心加艾灸，情绪好，头痛无

作为一名医生，我每天的工作既忙碌又复杂。说忙碌，是因为每天都是一大早就来到单位，换上工作服，之后为患者解决难题，想上个厕所都得挤时间。说复杂，是因为每天要面对不同的人，针对各种不同的病情做出诊断。

往往一天下来，我已"腰酸背痛腿抽筋"。好在我能够及时给自己放松，调节情绪。可很多白领就不一样了。许多人在一天的工作之后总觉得头昏脑涨，严重时甚至感觉头像要爆炸似的。而且我发现，来就诊的患者中，有不少人有偏头痛的毛病。

患者李菲就是其中典型的一位。她在一个大型集团公司当经理，是令人羡慕的"金领"。可是李菲却觉得自己对现在的工作越来越力不从心。她每天要处理各种大大小小的事情，几乎忙得连吃饭的时间也没有。通常写字楼里的人都下班了，她还一个人坐在电脑面前。

这阵子她发现对着电脑看着看着头就突然很痛，像有人拿着铁丝在脑子里使劲搅动一般，脖子和肩部也酸痛得很。

这种症状持续一段时间之后，李菲觉得再这样下去自己好不容易得到的这个职位可能要不保，于是找我看病来了。

我轻轻按按她的头部，她就疼得叫出声来，再按按颈部和肩部，她居然疼得不让我碰。

我让她深呼吸，尽量放松，并告诉她"你现在可是'亚健康'人群，你的头痛病叫作紧张性头痛，主要是因为工作或者学习压力过大，导致情绪焦虑紧张引起的"。我问她是不是心里装的事情太多。李菲点点头说，因为自己很独立，什么事情都是自己做决定、自己动手，有什么不顺心的事也从不跟别人讲，而是闷在心里。加上这段时间要独立负责一个项目，她总是担心做不好，每天都觉得精神紧张。

我说："这就是你头痛的根源呀，你每天压力大，心情不好，肝受到了影响，肝郁气滞，没有发泄的出口，火气就只能直冲而去了。作为医生，我建议你以后遇到什么不顺心的事情要多跟别人交流，不要憋在心里，否则更容易导致头痛的发生。就像一个水龙头开关，当你心里积聚了太多的闷气无法发泄，就像所有的水流就只能被堵在开关处。而我们的头部就是这个'开关'"。

这以后她天天都主动过来做艾灸，治疗的过程中，李菲跟我打开心扉说了许多心里话，紧张的情绪也得到了缓解。一段时间之后，李菲惊喜地告诉我，她的偏头痛病居然再没有发作。

🌿 选穴汇总：足临泣穴、中渚穴、外关穴、风池穴、率谷穴

穴位精要

足临泣穴：艾灸此穴有疏肝熄风、化痰消肿的效果，可治疗肝火上扰而导致的头痛、眩晕、目痛等病症。

中渚穴：艾灸此穴对耳聋、耳鸣、头痛、头晕、咽喉痛、失眠等症具有非常好的疗效。

外关穴：艾灸此穴能清热解表、通经活络。

风池穴：艾灸此穴能让艾热直接作用于颈椎，祛除颈椎寒湿，解决偏头痛等问题。

率谷穴：艾灸此穴可缓解偏头痛，对醒酒也有良好的效果。

取穴技巧

中渚穴
手背外侧，小指与无名指根间下2厘米，手背凹陷处。

率谷穴
头部，当耳尖直上入发际1.5寸，角孙直上方。

风池穴
用手摸到颈部两条大筋外缘的陷窝，在发际的凹陷处，与耳垂齐平。

外关穴
在前臂背侧，腕横纹上2寸，两骨之间凹陷处。

足临泣穴
在足背外侧，第四、五趾间趾蹼缘后方赤白肉际处。

疗法 **艾条灸**

疗效指数 ★★★★☆　环保指数 ★★★☆☆
便利指数 ★★★☆☆　安全指数 ★★★★☆

Step. 1 按摩足临泣穴、中渚穴、外关穴、风池穴、率谷穴，每穴按摩5分钟左右。按摩顺序依次
为率谷穴、风池穴、外关穴、中渚穴、足临泣穴。

Step. 2 用艾条灸足临泣穴、中渚穴、外关穴、风池穴、率谷穴，每穴10分钟。灸法顺序依次
为足临泣穴、中渚穴、外关穴、风池穴、率谷穴。

操作
要领

1. 按摩穴位的同时，用酒精灯点燃艾条。

2. 注意观察受灸者的温度反应，适时调整。

3. 注意随时清理艾条上的艾灰，以免掉落烫伤受灸者。

4. 手法上采用定点温灸、回旋灸、雀啄灸配合运用。

5. 每穴以皮肤红润为度。

头晕
健脾补气血，头不晕、血不虚

在许多人眼里，十三四岁的女孩子正是豆蔻年华。她们处在身体的发育期，浑身上下充满朝气与活力。甚至有人觉得，这个年龄应该是身体最健康的时候。

一次饭局上，一个朋友带着她十四岁的女儿子琪来参加。小姑娘很有礼貌，但面对那么多好吃的，她却一点食欲都没有，任凭她妈妈再怎么哄也没有用。我看看这个文静的小姑娘，心里不由得有些担心。

她妈妈不好意思地对我说，子琪不仅食欲不好，连个子也比别人矮了半个头，最让她担心的还是子琪最近总莫名其妙地头晕。子琪一听这话，突然用她这个年龄特有的调皮劲给我描述说："叔叔，你看，我就是这样子晕的。"

说着，她先扶着额头，之后就踉踉跄跄的，有些站不稳的感觉，然后整个人就旋转起来，最后扑倒在妈妈怀里。所有人都被这个漂亮聪明的小姑娘逗得笑起来，唯独她妈妈眉头紧锁。

子琪妈妈说："我都快急死了。现在子琪上初三了，学习又紧张，她这样下去以后可怎么办。"

我问她，子琪平时还有什么症状吗？

子琪妈妈说，她就是经常头晕，走路走着走着就觉得眼前一抹黑，如果蹲着再站起来更加明显。去医院检查，医生只是说有些贫血，并没有大毛病。

听她这样说，我让她不用太着急，子琪的这种贫血症状是可以改善的。中医认为她这种症状与脾虚气血生化不足有关，她的食欲不好导致身体吸收的营养不足，平时多加以调理就会好起来。

爱女心切，子琪妈妈问我有没有什么好的办法，只要有机会，她肯定要努力尝试。我笑着说："不仅要你去做，还得要子琪配合。"子琪在一旁懂事地说："妈妈为了我这么操心，我一定听话。"

我建议子琪妈妈去药店买些补气血的药，同时叮嘱子琪要按时适量吃饭，不能挑食。并让子琪妈妈顺带几盒艾灸条回去给子琪灸疗，不到1个月，子琪的头晕症状就会得到缓解。

果然，1个多月后，再见到子琪，她已活泼了许多，头晕的症状也减轻很多。听子琪妈妈说，她的学习越来越好，有一次还考了班上第1名。

选穴汇总：百会穴、足三里穴、中脘穴、气海穴

穴位精要

百会穴： 艾灸此穴有熄风醒脑的功用，对缓解高血压有很好的效果。

足三里穴： 艾灸此穴能调节机体的免疫力、增强抗病能力、调理脾胃、补中益气。

中脘穴： 中脘穴是任脉和小肠经、三焦经及胃经的交会穴，艾灸此穴有和胃健脾、降逆利水的功效。

气海穴： 艾灸此穴能益气助阳，增强体内气血运转能力。

取穴技巧

百会穴
在头顶，用手摸能感觉到一块比较柔软的地方。

足三里穴
由外膝眼向下量四横指，在腓骨与胫骨之间，由胫骨旁量一横指。

气海穴
在下腹部，前正中线上，当脐中下两横指。

中脘穴
在身体中线，肚脐上方一手掌的距离处。

疗法 **艾条灸**

疗效指数 ★★★★☆ 环保指数 ★★★☆☆
便利指数 ★★★☆☆ 安全指数 ★★★★☆

百会

中脘

气海

足三里

Step. **1** 按摩百会穴、中脘穴、气海穴、足三里穴，每穴5分钟左右。按摩顺序依次为百会穴、中脘穴、气海穴、足三里穴。

百会

足三里

气海

中脘

Step. **2** 艾条灸百会穴、足三里穴、中脘穴、气海穴，每穴10分钟。灸法顺序依次为足三里穴、气海穴、中脘穴、百会穴。

操作要领

1. 按摩穴位的同时，用酒精灯点燃艾条。
2. 注意观察受灸者的温度反应，适时调整。
3. 注意随时清理艾条上的艾灰，以免掉落烫伤受灸者。
4. 手法上采用定点温灸、回旋灸、雀啄灸配合运用。
5. 每穴以皮肤红润为度。

艾灸 tips

◇ 施灸期间注意休息。

◇ 在做艾灸前可用莲子与柏子仁煮水泡脚，可以安神养心。

◇ 适量运动，保持乐观心态，适时调整自己的情绪。

◇ 适当配合喝些安神补脑液等。

◇ 每天1次，10次为1个疗程，2~3个疗程即可。

"熊猫眼"
双敷又艾灸，治标也治本

大家都喜欢大熊猫，因为它体形肥胖，眼睛周围有一圈黑黑的毛，全身黑白相间，憨态可掬。可是如果你的脸上也多了这样一对黑眼圈，你一定高兴不起来。

大熊猫的黑眼圈长在了它该长的地方，所以显得可爱，而你的脸部原本应该洁白，却不合时宜地有这样一对黑眼圈，当然就不漂亮了。

这可恶的黑眼圈是怎么来的？怎样才能让它消失于无形呢？我们得首先从自身找找原因。经常熬夜的白领，爱抽烟、喝酒的"潮女"，都是黑眼圈的"袭击"对象。因为眼周尤其是眼睑下的皮肤是身体所有皮肤中最娇气的，这里的皮肤组织结构也比较疏松。晚上11点正是肝肾排毒的时间，本应该上床睡觉，可此刻你又熬夜又喝酒、抽烟，好不容易在凌晨回到家，还要看会儿电视剧，第2天一觉睡到大中午。睡醒之后不仅人感到疲倦，身体的各个"零件"也受不住。尤其是血液，在这个时候就会出现阻碍，静脉中代谢垃圾含量增多，血液的颜色就会变得青紫晦暗。眼周那层薄薄的皮肤可藏不住你"做坏事"的痕迹，只能如实地将你血液的青紫色写在脸上。

有些女性说，我不抽烟、不喝酒、不熬夜，属于典型的"乖乖女"，怎么也会有黑眼圈呢？这时就要看看你的肾了。肾虚的人往往会通过眼周肤色表现出来。目开窍于肝，肝肾同源，肾属水，肝属木，水生木，肾养肝。肾气足则双目有神，神气清爽；肾气虚自然是双目神疲，易出黑眼圈。有黑眼圈的人往往有熬夜的不良习惯，经常熬夜会对肝藏血的功能产生影响。

很多人觉得"熊猫眼"不是什么大事，补睡一阵就行了。可是，工作繁忙的"白骨精"们真的有时间补觉吗？况且肾虚引起的黑眼圈也并不是用简单的补觉就能解决的，需要进行内外调理、滋阴补肾，才能从根本上消除黑眼圈。

对于熬夜产生的黑眼圈，可用"冷热毛巾法"：先将毛巾浸冷水，冷敷在眼周5~10分钟，收缩局部的血管，避免眼袋继续增大；之后再用热毛巾敷在眼部，当毛巾冷却后再浸入热水加温，持续热敷10~20分钟。还可通过以下艾灸方法来调理身体。

选穴汇总：四白穴、肾俞穴、涌泉穴、太溪穴

穴位精要

四白穴：艾灸此穴能祛风明目、通经活络，还能预防黑眼圈和老花眼。

肾俞穴：艾灸此穴能补益肝肾。

涌泉穴：涌泉穴在人体养生、防病、治病、保健等方面都有重要的作用。艾灸此穴能起到滋阴益肾、平肝熄风的作用。

太溪穴：艾灸此穴能增强肾气，提高人体正气，强身健体。

取穴技巧

肾俞穴
双手放在腰侧髂骨上，四指朝前，拇指朝后，两拇指触碰到的位置即为第四腰椎，往上三横指处是第二腰椎，在第二腰椎棘突下再旁开两横指的位置即是肾俞穴。

涌泉穴
足底，脚掌下，第二、三趾趾缝纹头端与足跟连线的前1/3处。

四白穴
瞳孔下方，颧骨凹陷处，用手去摸即可以感知。

太溪穴
足内侧，内踝后方，在内踝尖与跟腱的凹陷处。

疗法 **艾条灸**

疗效指数 ★★★★☆　环保指数 ★★★☆☆
便利指数 ★★☆☆☆　安全指数 ★★★★☆

Step. **1**　按摩四白穴、太溪穴，每穴5分钟左右。按摩顺序依次为四白穴、太溪穴。之
后以艾条依次灸太溪穴、四白穴，每穴5～10分钟。

Step. **2**　按摩肾俞穴、涌泉穴，每穴5分钟左右。之后以艾条依次灸涌泉穴、肾
俞穴，每穴10分钟。

 操作要领

1. 按摩穴位的同时，用酒精灯点燃艾条。
2. 注意观察受灸者的温度反应，适时调整。
3. 注意随时清理艾条上的艾灰，以免掉落烫伤受灸者。
4. 手法上采用定点温灸、回旋灸、雀啄灸配合运用。
5. 每穴以皮肤红润为度。

 艾灸 tips

◇ 施灸期间注意休息，不要熬夜。
◇ 在做艾灸前可适当用盐水泡脚，能安定情绪。
◇ 适量运动，保持乐观心态，适时调整自己的情绪。
◇ 可以适当配合喝些补肾的口服液等。
◇ 每天1次，10次为1个疗程，2～3个疗程即可。

嘴唇干涩
调养脾胃，还原饱满双唇

　　风靡全球的"性感女神"玛丽莲·梦露拥有令所有男人都神魂颠倒的精致容颜，然而最迷人的恐怕还是她那水嫩红艳的嘴唇。

　　想要拥有迷人的双唇可不是件容易的事情，毕竟我们不像大明星那样有高级护理师保养。许多人都选择去化妆品专柜买个唇膏了事，但如果嘴唇干燥起皮了，擦唇膏也不管用。有人说，那就多喝点水补充体内水分。然而，这些都是治标不治本。

　　我的朋友李洁是做销售的，她曾因为嘴唇干涩这个事情差点丢了一个大单。有一次她带一个刚来公司不久的同事王小姐去和客户谈生意。李洁说这单生意原本已十拿九稳，但那天和客户谈完之后，客户居然不愿意跟他们合作了。

　　百思不得其解的李洁打电话过去回访，客户刚开始不肯告诉她原因，最后经不住她软磨硬泡，才解开了谜团。

　　原来问题出在王小姐身上。那天李洁和客人在谈合作，王小姐坐在身后没有什么事情可做，就拿出小镜子来照照，看见自己的嘴唇都干得起皮了，她就忍不住拿出唇膏来抹，还不停地挤挤鼻子周围的小痘痘。这个事情被客户看在眼里，当时没说什么，但心里觉得王小姐这个举动太随意了，认为自己不被重视。他甚至开始怀疑李洁所在公司的实力和诚意，因此打消了和他们合作的念头。

　　得知原因之后，老板狠狠地批评了王小姐，并做了其他补救措施，才重新获得客户的信任。

　　此事引起了李洁的重视。作为销售，他们需要经常出差，而且要不断和客户沟通，往往一个单子要口干舌燥地和客户谈上好几个月。她发现自己也经常会出现王小姐这种状况，容易"上火"，嗓子沙哑疼痛，鼻腔也干热。

中医认为，嘴唇易干燥脱皮的人主要有两类。第一类是风火热毒型人群。这类人群喜食辛辣咸酸食物，导致脾胃湿热，热毒内生，再外感风寒，就会引起湿热上行，火气郁结在唇部导致唇炎。第二类是血虚风燥型人群。这类人气血虚弱，脾胃失去调养的来源，外感燥热之症候，便易损伤阴气，体内火气过多上窜使唇部火气郁结。像李洁这样长期在外出差，饮食不规律的人，就容易出现因血虚风燥引起的嘴唇脱皮、干涩等现象。

艾灸能够起到调养脾胃、益气养血的功效，经常艾灸能有效改善这些症状。

🌿 选穴汇总：大椎穴、肺俞穴、风池穴、风门穴

穴位精要

大椎穴：艾灸此穴能让艾热直接作用于颈椎，祛湿、润肺。

肺俞穴：艾灸此穴能补益肺经的气血，解决嘴唇干裂等问题。

风池穴：艾灸此穴有快速止痛、保健调理的功效。

风门穴：艾灸此穴有宣通肺气、调理气机的作用。

取穴技巧

大椎穴
在背部，取穴时将身体正直，一只手的虎口从侧面握住脖子，食指所触摸的背部位置即为此穴。

风池穴
在人体的后颈部，后头骨下，两条大筋外缘陷窝中，与耳垂齐平。

风门穴
在背部，第二胸椎棘突下，旁开1.5寸处。

肺俞穴
在背部，第三胸椎棘突下，两侧旁开1.5寸处。

疗法 1 悬灸仪灸

疗效指数 ★★★★☆　环保指数 ★★★★★
便利指数 ★★★★☆　安全指数 ★★★★☆

大椎　风门　肺俞　风池

Step. **1** 俯卧位，拇指按摩大椎穴、肺俞穴、风池穴、风门穴，每穴5分
钟左右。按摩顺序依次为大椎穴、风门穴、肺俞穴、风池穴。

Step. **2** 俯卧位，悬灸仪灸架悬灸大椎穴、肺俞穴、风池穴、风门
穴，时间为20分钟。

 操作要领

1. 按摩穴位的同时，用酒精灯点燃艾条，预热悬灸仪。
2. 注意观察受灸者的温度反应，适时调整。

 艾灸 tips

◇ 施灸期间注意休息。

◇ 在做艾灸前莲子与柏子仁煮水泡脚，可以安神养心。

◇ 适量运动，保持乐观心态，适时调整自己的情绪。

◇ 适当配合喝些安神补脑液。

◇ 每天1次，10次为1个疗程，2~3个疗程即可。

疗法
2

艾条灸

疗效指数 ★★★★☆ 环保指数 ★★★☆☆
便利指数 ★★★☆☆ 安全指数 ★★★★☆

大椎

风门

肺俞

风池

Step. 俯卧位，拇指按摩大椎穴、肺俞穴、风池穴、风门穴，每穴5分钟左右。按
摩后依次用艾条灸大椎穴、风门穴、肺俞穴、风池穴，每穴10分钟。

操作
要领

1. 按摩穴位的同时,用酒精灯点燃艾条。

2. 注意观察受灸者的温度反应，适时调整。

3. 注意随时清理艾条上的艾灰，以免掉落烫伤受灸者。

4. 手法上采用定点温灸、回旋灸、雀啄灸配合运用。

5. 每穴以皮肤红润为度。

艾灸
tips

◇ 施灸期间注意休息，不要熬夜。

◇ 在做艾灸前可用盐水泡脚，可以安定情绪。

◇ 每天1次，10次为1个疗程，2~3个疗程即可。

口腔溃疡
艾灸引火归源，解决口腔问题

豆豆是我老婆好朋友的女儿，她长得漂亮，嘴巴也特别甜，非常讨人喜欢，小时候经常来我们家玩。

去年豆豆上大学了，时间也充裕很多，她还经常给我们打电话问候。快过年时，豆豆打电话给我老婆，撒娇着说："我想吃你做的酱香排骨了，等我放寒假回来你给我做，好不好？"

我老婆高兴地答应着，让她一放寒假就到我们家来。放寒假之后，豆豆到我家里来了，我老婆买了许多她爱吃的东西，还做了她指名要吃的酱香排骨。

可是面对着满桌的可口饭菜，豆豆却不敢下筷子。

我问她怎么了，豆豆可怜巴巴地说："我嘴巴烂了，不敢吃。"

我让她张开嘴，果然，口腔壁上出现了溃烂，带着红色的血丝。舌头上也冒着两颗红色的小"痘痘"。豆豆说她一咬东西嘴巴就疼，有时候连凉水都不敢喝，晚上睡觉也会疼醒。

豆豆说，自从去外地上大学之后，由于水土不服以及饮食习惯的改变，她在那里开始很不适应，经常心情不好，而且总是上火。口腔溃疡便是在学校得的，有时候她大清早起来舌头上就莫名其妙地冒出几颗小"痘痘"，嘴角也容易烂。每次吃点降火消炎的药就好了，但是过段时间又会复发。

我说："叔叔教你一个办法，保证你这次去学校之后口腔溃疡的毛病不再犯。但是呢，你要特别注意的是，在学校一定要保持心情开朗，想家了就常给爸妈打电话。你这个病就是脾火太旺引起的失眠、口苦、口腔溃疡。"

豆豆寒假在家待的时间比较长，我老婆让豆豆晚上来我家，我给她做艾灸，一段时间之后，豆豆的口腔溃疡好了。临去学校的前一天，豆豆还特意打电话说要来我们家吃酱香排骨，并说她再也不用担心口舌生疮吃不了好吃的东西了。

🌿 选穴汇总：中脘穴、太白穴、阴陵泉穴

穴位精要

中脘穴：艾灸此穴能补脾益气，增强脾的升举功能。

太白穴：艾灸此穴能调理疏通经气，迅速消除肌肉酸痛等症状。

阴陵泉穴：艾灸此穴能清热利湿、健脾理气，加强脾运化水液的功能。

取穴技巧

中脘穴
在身体正中线，肚脐上方四指的距离处。

阴陵泉穴
正坐或仰卧位，在膝盖下凸起的最高骨的下方四横指处。

太白穴
位于足内侧缘，当第一跖骨小头后下方凹陷处，即脚的内侧缘靠近足大趾处。

疗法 **艾条灸**

疗效指数 ★★★★☆　环保指数 ★★★☆☆
便利指数 ★★☆☆☆　安全指数 ★★★★☆

中脘

太白

阴陵泉

Step. 1　按摩中脘穴、太白穴、阴陵泉穴，每穴5分钟左右。

阴陵泉

太白

中脘

Step. 2　依次用艾条灸太白穴、阴陵泉穴、中脘穴，每穴10分钟。

 操作要领

1. 按摩穴位的同时，用酒精灯点燃艾条。
2. 注意观察受灸者的温度反应，适时调整。
3. 注意随时清理艾条上的艾灰，以免掉落烫伤受灸者。
4. 手法上采用定点温灸、回旋灸、雀啄灸配合运用。
5. 每穴以皮肤红润为度。

 艾灸 tips

◇ 施灸期间注意休息，不要熬夜。

◇ 少食辛辣的食物，可以适当喝葡萄糖酸锌或吃含锌量较高的食物，多吃蔬菜保持肠道畅通。

◇ 在做艾灸前用盐水泡脚，可以安定情绪。

◇ 每天1次，10次为1个疗程，2~3个疗程即可。

落枕
拔罐又艾灸，迅速缓解落枕

每年初秋季节，我的馆里都会先后来一些患同样病的患者。他们的脖子不能自由转动，轻轻一转，就疼得"吱哇"乱叫。

这样的感觉，不少人都有过，那就是落枕。许多人会发现，突然有一天，起床的时候一个不小心，脖子就像被谁掐住了般不能动弹。到医院一检查，被确诊为寒性落枕。

无独有偶，我自己也中过这样的招。落枕的前一天晚上，因为和朋友聚会，很高兴，喝了点酒。睡觉的时候就觉得全身发热，由于进入秋季不久，那几天天气也时冷时热，就忘记盖被子了。

睡到半夜迷迷糊糊觉得有些冷，想盖被子又没醒过来。第二天早上醒来觉得身上冷得不行，赶紧从床上起来，没想到这时脖子却没办法动弹了。

我明白，自己是落枕了。谁让我昨天睡觉不关窗也不盖被子呢？最近早晚温差大，自己又有点受凉，一不小心我也成了患者中的一员。

还好家里有拔罐器，把老婆叫来，让她帮我在脖子上抹上红花油，直到皮肤红润，然后在落枕穴、风池穴、大椎穴等穴位上留罐。等起罐后再用艾条灸这几个穴位10分钟左右。

这样连续几天之后，我的落枕情况好转了很多。

🦋 选穴汇总：风池穴、大椎穴、落枕穴、阿是穴、大杼穴

穴位精要

风池穴：艾灸此穴能让艾热直接作用于颈椎，祛除颈椎寒湿，防治落枕。

大椎穴：大椎穴位于颈部，艾灸此穴能缓解肩颈部位的僵硬、酸疼。

落枕穴：落枕穴是治疗落枕的特效穴位，艾灸此穴对治疗落枕有显著效果。

阿是穴：艾灸时，有时会选取身体上的某些压痛点作为施术部位，这些部位即可成为阿是穴。它没有固定位置，也没有具体名称。艾灸此穴能活血、通络、止痛。

大杼穴：艾灸此穴能强健筋骨，缓解颈项疼痛。

取穴技巧

落枕穴
在手背侧，第二、第三掌骨之间，掌指关节后约0.5寸处。

风池穴
在人体的后颈部，后头骨下，两条大筋外缘陷窝中，与耳垂齐平。

大椎穴
在背部，取穴时将身体正直，一只手的虎口从侧面握住脖子，食指所触摸的背部位置即为此穴。

大杼穴
在背部，第一胸椎棘突下，旁开1.5寸。

疗法 1

悬灸仪灸

疗效指数 ★★★★☆ 环保指数 ★★★★☆
便利指数 ★★★☆☆ 安全指数 ★★★★☆

风池

大杼

大椎穴

Step. **1** 俯卧位或坐位，肩颈手法调理，重点按摩风池穴、大椎穴、阿是穴、大杼穴，每穴按摩5
分钟。

Step. **2** 俯卧位，悬灸仪灸架整体灸风池穴、大椎穴、阿是穴、大杼穴，时间为20分钟。

操作
要领

1. 按摩穴位的同时，用酒精灯点燃艾条，进行悬灸仪预热。

2. 注意观察受灸者的温度反应，适时调整。

疗法 2 艾条灸

疗效指数 ★★★★☆　环保指数 ★★★☆☆
便利指数 ★★★☆☆　安全指数 ★★★★☆

落枕　风池　大杼

大椎穴

Step. **1** 俯卧位，拇指按摩，风池穴、大椎穴、落枕穴、阿是穴、大杼穴，每穴5分钟。

大杼

风池

落枕　大椎

Step. **2** 依次用艾条灸风池穴、大椎穴、落枕穴、阿是穴、大杼穴，每穴5～10分钟。

操作
要领

1. 按摩穴位的同时，用酒精灯点燃艾条。
2. 注意观察受灸者的温度反应，适时调整。
3. 注意随时清理艾条上的艾灰，以免掉落烫伤受灸者。
4. 手法上采用定点温灸、回旋灸、雀啄灸配合运用。
5. 每穴以皮肤红润为度。

艾灸
tips

◇ 施灸期间注意休息，不要熬夜。
◇ 在做艾灸前可用盐水泡脚，可以安定情绪。
◇ 平时多运动，并适当做些颈部运动，注意枕头不宜过高，注意颈部保暖。
◇ 每天1次，10次为1个疗程，2～3个疗程即可。

肩颈痛
艾灸通经活络，肩颈不酸痛

我有个朋友，开了一家十字绣店，许多人都喜欢到她的店里买上几幅回去绣。

朋友平时除了打理店之外，自己也迷上了绣十字绣。她给我们这些朋友一人送了一幅。有一次中午，路过她的店，我拐进去一看，看见朋友正在专心致志地绣，然后我只是在她肩膀上轻轻拍了一下，倒把她吓了一跳。接着她抬起头，捶捶脖子，说："你看我最近怎么回事，老觉得脖子酸疼。"

"你长期这样低着头绣十字绣，颈椎得不到舒展，不疼才怪呢！"我说。

"可你看，客户催得紧，我不赶工期不行呀。"说着她又捶捶肩膀。

我笑着说："那你就继续努力吧，别到时候过来喊疼就行。"谁知第二天一大早我就接到朋友电话。朋友在电话那边叫唤说："我现在脖子和背部都很僵硬，动也不敢动，稍微一扭头脖子就疼得厉害，你快帮帮我。"

我让她到养生馆来，帮她做了个检查。果不其然被我言中了，我轻轻碰一碰她的颈椎，她就疼得直叫唤，肩膀也酸痛得厉害。再摸摸她的脖子和肩部肌肉，都能感觉到肌肉僵硬。

她让我找个快速可行的办法帮她减轻疼痛，并说还得赶回店里继续绣。

我让她赶紧打住，说："你还要回去继续绣呢，那你这个病就好不了了。你那个小店长期背阴，吸收不到阳光，里面又有些潮湿，很容易感染寒气、湿气。而且你在里面一坐就是一天，连个姿势都懒得换，这脖子和肩部得不到放松，不疼才怪。你现在脖子疼得这么厉害，不好好治疗，小心从此落下病根，到时候人还没老，天天跟个驼背小老太太一样，那会儿可别说我认识你。"

听我说得那么严重，朋友说："那我还是缓一缓吧，身体要紧。"

"这就对了。"

我给她做了按摩，同时又给她进行艾灸，并反复叮嘱她回去可不能再跟以前一样，平时工作一两个小时之后要起来多活动活动，自己也可以学着艾灸，就不用每天灸馆、店里来回跑了。

🕊 选穴汇总：肩井穴、大椎穴、天柱穴、手三里穴、肩贞穴、手五里穴

穴位精要

肩井穴：艾灸此穴对治疗肩背痹痛、手臂不举、颈项强痛有很好的效果。

大椎穴：艾灸此穴能让艾热直接作用于颈椎，祛除颈椎寒湿，通畅经络。

天柱穴：天柱穴位于后颈部，其内气血可向上供养头部，艾灸此穴能治疗头部和肩颈部的疾病。

手三里穴：艾灸此穴具有通经活络、清热明目、调理肠胃的功效。

手五里穴：艾灸此穴有理气散结、通经活络的功效。

肩贞穴：艾灸此穴对肩背疼痛、手臂麻痛有特效。

取穴技巧

天柱穴
位于后发际正中旁开1.3寸（约2厘米）处即是。

大椎穴
在背部，取穴时将身体正直，一只手的虎口从侧面握住脖子，食指所触摸的背部位置即为此穴。

肩井穴
肩上大椎穴与肩峰端连线的中点处。

肩贞穴
关节后下方，臂内收时，腋后纹头上1寸处即是。

手五里穴
在手臂外侧，曲池穴与肩髃连线上，曲池穴上四横指处。

手三里穴
在前臂背面桡侧，阳溪穴与曲池穴连线上，肘横纹下三横指处。

疗法 **艾条灸**

疗效指数 ★★★★☆　环保指数 ★★★☆☆
便利指数 ★★★☆☆　安全指数 ★★★★☆

Step. 俯卧位或坐位，拇指按摩肩井穴、大椎穴、天柱穴、手三里穴、肩贞穴、手五里穴，每穴5分钟左右。按摩后依次用艾条灸肩井穴、大椎穴、天柱穴、手三里穴、肩贞穴、手五里穴，每穴5～10分钟。

操作
要领

1.按摩穴位的同时，用酒精灯点燃艾条。

2.注意观察受灸者的温度反应，适时调整。

3.注意随时清理艾条上的艾灰，以免掉落烫伤受灸者。

4.手法上采用定点温灸、回旋灸、雀啄灸配合运用。

5. 每穴以皮肤红润为度。

腹泻
温灸神阙穴、关元穴，祛湿生阳补元气

许多女性有便秘的烦恼，经常蹲"大号"很久起不来。为了快速消除这一痛苦，不少女性朋友选择喝减肥茶。还有的人说"要是我能拉肚子就好了，既不憋得难受，还能把肚子上的赘肉消除掉"。其实这是一个误区，便秘会增加很多痛苦，但排便次数过多，老往厕所跑也并不是件好事，尤其是有些脾胃虚寒的患者，如果饮食不当，很容易造成腹泻。季节变换的时候也容易因痢疾杆菌引起肠道感染，导致腹痛、腹泻。

陈女士就曾经深受慢性腹泻的"毒害"。那天过来做美容，她给我说了前段时间的"惨痛"教训。

陈女士属寒性体质，平时饮食很注意，尽量不吃过分油腻、热量较高的食物，至于生冷的，她更是连碰都不敢碰。事情就出在前段时间，陈女士参加高中同学聚会，大家去了市内一家高档的海鲜餐厅，看着诱人的食物，她忍不住吃了两只螃蟹。结果回到家就觉得肚子不对劲，接连跑了七八次厕所。后来到医院去检查时她已脸色蜡黄，额头还冒着虚汗，有点虚脱的症状。医生说，她这次的病，完全是那两只螃蟹引起的。她原本就虚寒，再加上吃了螃蟹这样的海鲜，加重了体内寒气聚集，从而导致了腹泻。

很多人不了解的是，脾胃虚寒和脾肾阳虚怎么都能导致腹泻？脾胃虚寒的患者消化功能不好，吃了生冷油腻的东西之后会因寒气过旺导致腹泻；脾肾阳虚的患者，吃东西后会感觉肚子胀气，小腹疼痛。急性腹泻患者如果确诊不是因病毒感染引起的，一般不需要服药，可以吃几颗大蒜消炎止泻。慢性腹泻患者就要需要去医院检查并进行调理了，也可以在家里进行治疗。

我建议陈女士多补充水分，帮助体内毒素排出，并仍然保持之前的饮食习惯，所不同的是现在要注意进行脾胃护理。因为她是寒性体质，脾胃虚寒，需要生发阳气，祛寒除湿，我给她提议试试用艾灸的方法来解决这一烦恼。

🍃 选穴汇总：神阙穴、关元穴、天枢穴、足三里穴

穴位精要

神阙穴：神阙穴是人体任脉上的重要穴位之一，艾灸此穴能够使人体真气充盈、精神饱满、体力充沛。

关元穴：艾灸此穴能补益一身气血。

天枢穴：艾灸此穴能调中和胃、理气健脾，脾胃气机运转正常，则能调整气血的运行。

足三里穴：艾灸此穴能健脾补元、温阳祛湿。

取穴技巧

神阙穴
肚脐眼即为神阙穴。

天枢穴
在中腹部，肚脐左右两侧三指宽处。

关元穴
在下腹部，前正中线上，脐下3寸处。

足三里穴
由外膝眼向下量四横指，在腓骨与胫骨之间，由胫骨旁量一横指。

疗法 1 悬灸仪灸

疗效指数 ★★★★☆　环保指数 ★★★★☆
便利指数 ★★★★☆　安全指数 ★★★★☆

Step. 1 先按摩腹部，再拇指重点按摩神阙穴、关元穴、天枢穴，每穴5分钟。

天枢

神阙

关元

Step. 2 仰卧位，悬灸仪灸架整体灸神阙穴、关元穴、天枢穴，时间为45分钟。

足三里

足三里

Step. 3 拇指按摩足三里穴5分钟，在灸腹部诸穴时用艾条灸足三里穴10分钟。

操作要领

1. 按摩穴位的同时，用酒精灯点燃艾条，进行悬灸仪预热。
2. 注意观察受灸者的温度反应，适时调整。

疗法 2 艾条灸

疗效指数 ★★★★☆ 　环保指数 ★★★☆☆
便利指数 ★★☆☆☆ 　安全指数 ★★★★☆

天枢　神阙　关元　足三里　天枢　神阙　关元　足三里

Step. 先按摩腹部，再拇指重点按摩神阙穴、关元穴、天枢穴、足三里穴，每穴5分钟左右。然后依次用艾条灸神阙穴、关元穴、天枢穴、足三里穴，每穴5～10分钟。

操作要领

1. 按摩穴位的同时，用酒精灯点燃艾条。
2. 注意观察受灸者的温度反应，适时调整。
3. 注意随时清理艾条上的艾灰，以免掉落烫伤受灸者。
4. 手法上采用定点温灸、回旋灸、雀啄灸配合运用。
5. 每穴以皮肤红润为度。

艾灸 tips

◇ 施灸期间注意休息。

◇ 在做艾灸前可用薏米煮水泡脚，可以除湿健脾。

◇ 注意适当配合中药调理。

◇ 每天1次，10次为1个疗程，2～3个疗程即可。

Part 5

你还是那么美丽，
"面子"烦恼一扫光

女人的肌肤、健康问题似乎总是层出不穷，任由你怎么抵御，似乎始终是手下败将。你一定试过昂贵的化妆品，也一定上网搜索过各种策略，却无济于事。不如静下心来，听听自己身体的想法，试着用艾灸慢慢调理，让艾灸用它天然温和、标本兼顾的独特性质，帮你解决这一系列问题。娇嫩的肌肤，光洁的容颜，不久又会成为你自信的源头。

养颜先养内，五脏健康容颜美

很多朋友都有过这样的困扰，为什么同样是女人却有那么大的差别？有的人美如天仙，有的人却面容憔悴，有的人相貌平平却气质非凡，有的人五官精致却一脸痘痘。

其实真应了这句俗语：没有丑女人，只有懒女人。爹娘给你的只是五官，而真正的美丽，还是靠后天养出来的。美在其外，必健在其内。除却容貌之外，女人的美，在于心灵，在于气质，在于神韵。

细心点的人会发现，那些经常唱着"怨妇曲"，整天悲悲戚戚的女人，常常会把沧桑写在脸上，至于美丽与自信，完全与她无关。长期戴着一张"苦瓜"面具，长此以往，不仅影响形象，而且伤心又伤神，甚至导致身体器质性的病变。

想成为令众人眼前一亮的美女，那就要从内到外进行调理。中医认为，女子最易为情志所伤："女性以血为用，血常不足，气偏有余，且生性偏于情感……"现实生活中，女性的确容易情绪波动，加之紧张的工作、快节奏的生活，极易导致气血失调，引发妇科疾病，美丽的容颜也在劫难逃。所以，中医推崇"养颜先养心"的理念。

中医认为：人的情志活动与脏腑和气血有着密切的联系。不同的情志刺激对五脏的影响不同。所谓"情志"指的就是七情——喜、怒、忧、思、悲、恐、惊。原本这些反应都是人们的正常情绪反应，也因为有了这些情绪，我们的生活才变得更加多彩。但是，如果其中的任何一种情绪过于突然、过于强烈或持久地主宰我们的精神状态，就会导致我们的脏腑气机紊乱，进而影响我们脏腑的健康和气血的运行，使我们体内的气血、脏腑、经络功能失常，使人生病。

比如，"怒则气上"，怒伤肝，故大怒则肝气逆，面红目赤，眩晕头痛。"喜则气缓"，喜伤心，过度的高兴会使人的心气涣散，所以我们在平常生活中常常会遇到一个人因过于高兴出现语无伦次的情况，这其实就是心神紊乱的表现。过度的高兴还会让人肌肉松弛无力。

"悲则气消"，悲忧伤肺，悲忧过度则耗伤肺气，使人面色苍白，心情抑郁，说话时声音低微甚至是气不接续。

"恐则气下""惊则气乱"，过度的惊恐会伤到我们的肾，而肾是主司大小便的，所以，我们常听说"有人被吓得尿裤子"，就是因为肾受到过度的惊吓刺激，收摄不住大小便而导致失禁。

"思则气结"，思伤脾，思虑太过，身体的气机就会郁结阻滞，肝郁而犯脾，脾虚则气血化生不足，而不能养心，所以心脾两虚的人常常会心悸、失眠多梦、皮肤没有光泽、眼睑浮肿。

那如何调理五脏，还自己一个如花的容颜？不妨试试艾灸，既省钱，又能从根本上消除你的小病、小烦恼、小痛。

❦ 选穴汇总：心俞穴、肝俞穴、厥阴俞穴、神门穴

穴位精要

心俞穴：艾灸此穴能补益心经的气血，达到宁心之功效。

肝俞穴：艾灸此穴能平肝疏肝。

厥阴俞穴：艾灸此穴能使胸部扩张，使怯弱性格者缓解紧张，增加自信，帮助克服懦弱的性格。

神门穴：艾灸此穴能补益心经气血，让心充满活力，并为心脏搏动提供能量来源。

取穴技巧

心俞穴
低头时，颈部隆起处起，向下数第五个突起下旁两横指。

厥阴俞穴
背后肩胛下角连线中点找到第四胸椎，旁开两横指处即是。

神门穴
神门穴位于手腕部位，手腕关节手掌侧，尺侧腕屈肌腱的桡侧凹陷处。

肝俞穴
背部两肩胛骨连线的中点找到第七胸椎棘突，往下数两个突起下旁开两横指处即是肝俞穴。

疗法 艾条灸

疗效指数 ★★★☆☆　环保指数 ★★★☆☆
便利指数 ★★★☆☆　安全指数 ★★★★☆

厥阴俞　心俞　肝俞

神门

Step. 1 俯卧位，背部按摩，拇指重点按摩心俞穴、肝俞穴、厥阴俞穴、神门穴，每穴5分钟左右。

厥阴俞　心俞　肝俞

神门

Step. 2 依次用艾条灸心俞穴、肝俞穴、厥阴俞穴、神门穴，每穴5～10分钟。

操作
要领

1. 按摩穴位的同时，用酒精灯点燃艾条。

2. 注意观察受灸者的温度反应，适时调整。

3. 注意随时清理艾条上的艾灰，以免掉落烫伤受灸者。

4. 手法上采用定点温灸、回旋灸、雀啄灸配合运用。

5. 每穴以皮肤红润为度。

补足气血，苹果肤色自然来

都说"一白遮百丑"，五官和外形上有些小小的缺陷都能因为皮肤白皙而被忽略掉。尤其是在崇尚美白的东方，皮肤白皙的女性往往更能获得周围人的青睐。不管是当今的娱乐圈还是过去的古典小说里，美女的修饰语往往是肤如凝脂。

思思就是这样一个以白著称的美女，她的皮肤特别白，怎么都晒不黑。和朋友们出去逛，别人都是头顶一把太阳伞，她几乎不用任何防护。朋友们都特别羡慕她，笑她可以省去买防晒霜的钱了。

每次听到别人这样的赞美，她都笑着应付过去，心底里却很讨厌自己这张惨白的脸。

因为她的脸虽然很白，但是一点血色都没有，而且很瘦弱，手无缚鸡之力。有时候单位大扫除，大家都心疼她，不让她干重活。她觉得过意不去，逞强过去帮忙，结果还没做什么，就觉得头晕，脸色越发苍白了。

除了脸色苍白之外，思思还有痛经的症状，每次来月经都痛得死去活来。为了帮她改善这种状况，思思的妈妈给她买了许多药，但作用都不大。思思自嘲说自己是药罐子里泡白的。

为了找到脸色苍白的根源，思思去医院做了检查，检查结果出来，医生说思思有重度贫血，建议她多吃点阿胶、红枣等补血。可是光补血不行，还得补气才能标本兼治。

《黄帝内经》认为"人之所有者，血与气耳"。气血是人体五脏六腑以及四肢的重要营养成分，也是人的精神状态的基础，血运行在血脉中，营养人体内外。在中医学中，气和血是一阳一阴互补，气属阳，主动，气有推动、温煦、营养、固摄、调节血液的作用；血属阴，主静，血的运行是靠气的推动和温煦作用，同时为了保持血液按一定的脉道运行，不至于逸出脉外，又需要气的固摄作用。气的来源也需要血的营养。

所以说血离不开气，气离不开血，只有血气充足，才有身体健康，面色红润光泽，皮肤细腻光滑、弹性十足的好状态。而思思出现脸色苍白、心悸气短、头晕及月经稀少的症状正是气血失调引起的，只通过食疗作用不大，加以艾灸等方法才能有更好的疗效。

🌿 选穴汇总：足三里穴、气海穴、血海穴、太白穴

穴位精要

足三里穴：艾灸此穴能提高机体免疫力，增强抗病能力，强身健体。

气海穴：艾灸此穴具有很好的调理月经的功效，可益气助阳。

血海穴：艾灸此穴能调经统血、健脾化湿。

太白穴：太白穴为脾经的原穴，是脾经经气的供养之源，艾灸此穴能蒸腾经气，为脾经补充经气。

取穴技巧

血海穴
正坐屈膝，手掌按在髌骨上，指甲朝向身体，掌心对准髌骨顶端，拇指向内侧，拇指指尖下即为血海穴。

足三里穴
由外膝眼向下量四横指，在腓骨与胫骨之间，由胫骨旁量一横指处。

太白穴
位于足内侧缘，当第一跖骨小头后下方凹陷处，即脚的内侧缘靠近足大趾处。

气海穴
脐下两横指处。

疗法 艾条灸

疗效指数 ★★★★☆　环保指数 ★★★☆☆

便利指数 ★★★☆☆　安全指数 ★★★★☆

气海

足三里

血海

太白

Step. 1 拇指按摩足三里穴、气海穴、血海穴、太白穴，每穴5分钟左右。

气海

足三里

血海

太白

Step. 2 依次用艾条灸足三里穴、气海穴、血海穴、太白穴，每穴5～10分钟。

操作要领

1. 按摩穴位的同时，用酒精灯点燃艾条。

2. 注意观察受灸者的温度反应，适时调整。

3. 注意随时清理艾条上的艾灰，以免掉落烫伤受灸者。

4. 手法上采用定点温灸、回旋灸、雀啄灸配合运用。

5. 每穴以皮肤红润为度。

十女九寒，祛湿养阳脸色好

有一次，我的一个女性朋友开玩笑地向我诉苦说，她老公总是笑她帮家里省下了一笔费用，因为她总是脸色苍白，用不着化妆品帮自己美白。无独有偶，另一个朋友也抱怨说自己眼周老是青青的，像被谁揍了一拳留下的印记。而且隔三岔五脸上还冒出几颗小痘痘，长出几块让人烦恼的小斑点，去也去不掉，遮也遮不住。出于对身体的关心，她跑到医院检查，医生却说没有什么大毛病，适当调理就行。

这两位朋友都是企业高管，身份和地位使她们对自己的容貌要求特别高，每天必须打扮得很有品位，以便彰显出她们的优雅和魅力，可脸上时不时冒出的这些小插曲让她们异常苦恼，总觉得自己在外表上就被别人比下去了。

她们不约而同地找到我，请我给出解决的办法，让她们重新找到自信。我先教给她们一个做自测的小技巧：身体保持站立姿势，平心静气地深呼吸，感受一下自己的双手和双脚，四肢的温度是否都和身体的温度一样，如果四肢感到冷冰冰，那就说明是寒性体质。反之，如双手双脚都热乎乎，那恭喜你，你是一个"温暖"的女人。

这两位朋友都测出自己是寒湿体质，她们身上出现的苍白或青淤，就是因为体温低于正常水平造成的气血淤滞、流通不畅。通俗点说，气血本身如果流动通畅，身体也就会感觉温暖，气血流动不畅，就好比开车遇到了交通堵塞，肯定会引发一系列问题，而这些症状中医学称之为"寒湿"重。当体内有"寒"毒这个引起交通事故的"肇事者"，肯定会引起连锁反应，比如脸上长痘和长斑，腰酸背痛、脚踝浮肿。而如果体内寒湿过重，不仅会引起"交通堵塞"，还会引发身体的"交通瘫痪"，甚至影响孕育能力。

怎么解决这些问题呢？我建议她们先要祛除体内的湿气，可以采用热敷法或者艾灸法这些小窍门来找回"温暖"。热敷法是用热水袋放在腹部或者后腰，不仅可以使肌肉放松，还能促进血液循环，起到温中保暖的作用。另外，腹部有神阙、关元、气海等穴位，这些穴位经常得到热的刺激，有很好的温阳作用，可以提振阳气，人体内阳气充足，寒邪之气自然就会慢慢消散。而经常灸神阙穴还可以帮我们祛除体内的湿气，散寒化淤。

🌿 选穴汇总：神阙穴、气海穴、关元穴、脾俞穴、肾俞穴、涌泉穴

穴位精要

神阙穴：艾灸此穴能益肾壮阳，祛除体内寒湿。

气海穴：艾灸此穴能温阳益气，扶正固本，培元补虚。

关元穴：艾灸此穴能养元益气，回阳救逆。

脾俞穴：艾灸此穴能健脾和胃，升清利湿。

肾俞穴：艾灸此穴能益肾助阳，强腰壮膝，通畅经络。

涌泉穴：艾灸此穴能滋阴益肾，平肝熄风，交通心肾。

取穴技巧

气海穴
在下腹部，前正中线上，当脐中下两横指。

神阙穴
肚脐眼即为神阙穴。

涌泉穴
足底，脚掌下，第二、三趾趾缝纹头端与足跟连线的前1/3处。

关元穴
在下腹部，前正中线上，脐下3寸处。

肾俞穴
双手放在腰侧髂骨上，四指朝前，拇指朝后，两拇指触碰到的位置即第四腰椎，往上三横指处是第二腰椎，在第二腰椎棘突下再旁开两个横指的位置即是肾俞穴。

脾俞穴
在背部，第十一胸椎棘突下，两侧旁开1.5寸。

疗法 1 悬灸仪灸

疗效指数 ★★★★☆	环保指数 ★★★★☆
便利指数 ★★★☆☆	安全指数 ★★★★☆

神阙　关元
气海

Step. 1 仰卧位，腹部按摩，重点按摩神阙穴、气海穴、关元穴，每穴3～5分钟。之后以灸架灸诸穴45分钟。

脾俞
肾俞

Step. 2 俯卧位，腰部按摩，重点按摩脾俞穴、肾俞穴，每穴3～5分钟。之后以灸架灸诸穴30分钟。

涌泉

涌泉

Step. 3 在灸腰部诸穴的同时按摩涌泉穴，每穴5分钟。之后以艾条灸左右两穴各10分钟。

操作要领

1. 按摩穴位的同时，用酒精灯点燃艾条，进行悬灸仪预热。

2. 注意观察受灸者的温度反应，适时调整。

艾灸 tips

◇施灸期间注意休息。

◇在做艾灸前可以适当用薏米、砂仁煮水泡脚，健脾行气。

◇适当口服香砂六君子丸，健脾祛湿、行气。

◇每天1次，10次为1个疗程，2～3个疗程即可。

疗法 2 艾条灸

疗效指数 ★★★★☆　环保指数 ★★★☆☆
便利指数 ★★☆☆☆　安全指数 ★★★★☆

Step. 1 仰卧位，拇指按摩神阙穴、气海穴、关元穴、每穴5分钟左
右。按摩后依次用艾条灸神阙穴、气海穴、关元穴，每穴
5~10分钟。

Step. 2 拇指按摩脾俞穴、肾俞穴、涌泉穴，每穴5分钟左右。

Step. 3 用艾条灸脾俞穴、肾俞穴、涌泉穴，每穴5~10分钟。

操作
要领

1. 按摩穴位的同时，用酒精灯点燃艾条。

2. 注意观察受灸者的温度反应，适时调整。

3. 注意随时清理艾条上的艾灰，以免掉落烫伤受灸者。

4. 手法上采用定点温灸、回旋灸、雀啄灸配合运用。

5. 每穴以皮肤红润为度。

疏肝解郁，只要如花容颜不要斑

有次坐公交车，我前面坐了一个大概30岁的女人。看背影，我觉得她应该是个美女，她坐姿端正，背部曲线优美，一头秀发挽成一个漂亮的发髻。我猜想她的面部应该更漂亮，好奇心使我忍不住想看看她的正面。

可我们同时下车的一瞬间，我看见一张布满色斑的脸。虽然涂着厚厚的粉底，却仍然藏不住一块块色斑。那些色斑像黑色的小虫子爬在脸上，让她美丽的形象一下子大打折扣。

出于职业习惯，我继续盯着她看，发现她的额头一直紧锁，脸上似乎还隐藏着些许怒气。当时真想拉着她仔细检查一番，但又怕引起误会，于是我只好匆匆赶去上班了。

没想到更巧的是，这位偶遇的美女下午居然到我的艾灸馆来了。她说话声音很小，也很温柔，整体形象看起来端庄而文雅。我问她要看哪方面的问题。她指了指自己的面部，说："你看我脸上怎么长了这么多斑？"

真是太巧了，我早上想拉着她说这个事，现在她居然自己来了。

我问她最近是不是有什么烦心事，她很惊讶地说："你怎么知道？"我指指她紧锁的眉头说："你的眉毛告诉我的。"我又问她："你最近是不是老对着电脑？"她说是。我再问她："你是不是经常节食。"她更惊讶了，说："你怎么全都知道？"又问我是什么原因引起的。

我说："那就不奇怪了，这还得从你的心情说起。你总是心情不好，要知道，长期心情郁闷的人会导致肝气郁结。肝主情志，肝气郁结就会使全身气机失调，上下内外运行不畅，体内的毒素也就无法被及时清除出去，长期积留在体内当然只能形成斑点长在脸上了。"

她说："我就是喜欢胡思乱想，整天担心这个、担心那个的，也不知道为什么。"我说："这个简单，你呀，平时多出去和朋友说说话，多找点事情做充实自己，心态放平和。这样你的心情舒畅，脸上自然也不会再有这些斑斑点点了。"

她又问我有没有什么好的食疗方法，我告诉她："中医祛斑的方法很多，但食疗效果并不是特别明显，采用艾灸的效果还不错，但同时要保持心情舒畅。情绪如果不好，肝脏一直被克制，血液的排毒工作做得不彻底，脸庞又怎么能跟桃花一样粉嫩呢？所以最好的办法是自己要平心静气，多锻炼身体，加以艾灸配合治疗，才能达到彻底祛斑的效果。"

听完我的建议，她的眉头终于舒展了，在灸疗师陪同下进了灸疗房。

经过几次灸疗后，她脸上的斑点消除了不少。她还高兴地告诉我，自从按照我说的方法去做之后，她就慢慢发现自己的心情好了很多，也不再整天愁眉不展了。

🌿 选穴汇总：肝俞穴、行间穴、心俞穴、神门穴

穴位精要

肝俞穴：肝主疏泄，艾灸此穴能促进脾胃消化吸收和体内营养输送。

行间穴：艾灸此穴有泄肝火、疏滞气的作用，能调节心情，保持愉快的情绪。

心俞穴：艾灸此穴能补益心经的气血，达到宁心静气之功效。

神门穴：艾灸此穴能补益心经气血，让心充满活力，并为心脏搏动提供能量来源。

取穴技巧

心俞穴
低头时，颈部隆起处起，向下数第五个突起下旁两横指。

神门穴
位于手腕部位，手腕关节手掌侧，尺侧腕屈肌腱的桡侧凹陷处。

行间穴
行间穴位于人体的足背侧，大拇趾、第二趾合缝后方赤白肉分界处凹陷中，稍微靠大拇趾边缘。

肝俞穴
背部两肩胛骨连线的中点是第七胸椎棘突，往下数两个突起下旁开两横指处即是肝俞穴。

疗法 # 艾条灸

疗效指数 ★★★★☆　环保指数 ★★★☆☆
便利指数 ★★★☆☆　安全指数 ★★★★☆

Step. **1** 俯卧位，拇指按摩肝俞穴、心俞穴，每穴5分钟左右。之后依次用艾条
灸肝俞穴、心俞穴，每穴5~10分钟。

Step. **2** 拇指按摩行间穴、神门穴，每穴5分钟左右。依次用艾条灸行间穴、神门
穴，每穴5~10分钟。

 操作要领

1. 按摩穴位的同时，用酒精灯点燃艾条。

2. 注意观察受灸者的温度反应，适时调整。

3. 注意随时清理艾条上的艾灰，以免掉落烫伤受灸者。

4. 手法上采用定点温灸、回旋灸、雀啄灸配合运用。

5. 每穴以皮肤红润为度。

 艾灸 tips

◇ 施灸期间注意休息。

◇ 在做艾灸前可以适当用薏米、砂仁煮水泡脚，健脾行气。

◇ 适当口服香砂六君子丸，健脾、祛湿、行气。

◇ 每天1次，10次为1个疗程，2~3个疗程即可。

通经络，除疾病，美容颜

在古代，皇帝身边的妃子们整天绞尽脑汁保养化妆，想要逃过时光机器的雕刻，成为永远不老的"天山童姥"，以便长久获得皇帝的宠爱。然而，她们最终谁都没能逃脱岁月无形的摧残。

其实，与其挖空心思用各种手法去追求美丽，倒不如找对方法，将各种可能引起身体小病、小痛的诱因一网打尽。身体健康，美丽长寿自然来了。可除了常见的保养之外，还有什么办法能帮你强身健体，并且保持容颜不老呢？这个答案就是对经络的疏导。对于经络，许多人觉得神秘，因为只在武侠剧里能看见那些功夫大侠们一本正经地说，让我打通你的某经某脉你就能得到我的内功，吸收我的真元。其实经络是实实在在存在于我们体内的，虽然肉眼无法看到，但是它却沟通着人体的脏腑和体表，它和我们的生长发育以及五脏六腑的功能有密切关联。我们的肌肤、骨骼、脏腑都需要气血的灌溉，如果经络淤塞不通，气血就不能顺利到达身体的各个系统。

随着网络技术和电脑的普及，许多人都习惯宅在家里，手里拿着Iphone 或者Ipad，人与人之间的交流就在这小小的屏幕之间完成。累了就点个快餐，运动越来越少，经络也就慢慢堵塞，病痛越来越多。

如何疏通经络呢？有很多种方法，例如艾灸、按摩穴位、瑜伽等。最直接的方法是艾灸。因为艾灸能够对各个穴位进行刺激，调节我们的内分泌，改善淋巴系统和血液循环，促进皮肤和各个器官的新陈代谢，祛除我们身体内有毒的废物，增强免疫力，进而达到防治未病的作用。

🌿 选穴汇总：关元穴、长强穴、鸠尾穴、大椎穴

`穴位精要`

关元穴：关元穴为三阴经与任脉之交会穴，人体阳气孕育必然由此而出，艾灸此穴能治疗一切气虚证，并能增强小肠对营养物质的吸收。

长强穴：长强穴为督脉之络穴，艾灸此穴能提升机体阳气，祛湿通经。

鸠尾穴：鸠尾穴为任脉上的络穴，艾灸此穴能有效缓解身体疲劳，缓解人焦躁的情绪。

大椎穴：艾灸此穴能通畅任督二脉，消除身体的小病痛。

`取穴技巧`

鸠尾穴
位于脐上7寸，剑突下0.5处。

关元穴
在下腹部，前正中线上，脐下3寸处。

长强穴
在人体的尾骨端下，尾巴尖与肛门连线中点的位置。

大椎穴
在背部，取穴时将身体正直，一只手的虎口从侧面握住脖子，食指所触摸的背部位置即为此穴。

疗法 # 艾条灸

疗效指数 ★★★★☆　环保指数 ★★★☆☆
便利指数 ★★☆☆☆　安全指数 ★★★★☆

Step. **1** 俯卧位，拇指按摩长强穴、大椎穴，每穴5分钟左右。之后用艾条灸长强穴、大椎穴，每穴5~10分钟。

Step. **2** 仰卧位，拇指按摩关元穴、鸠尾穴，每穴5分钟左右。之后依次用艾条灸鸠尾穴、关元穴，每穴5~10分钟。

 操作要领

1. 按摩穴位的同时，用酒精灯点燃艾条。
2. 注意观察受灸者的温度反应，适时调整。
3. 注意随时清理艾条上的艾灰，以免掉落烫伤受灸者。
4. 手法上采用定点温灸、回旋灸、雀啄灸配合运用。
5. 每穴以皮肤红润为度。

 艾灸 tips

◇ 施灸期间注意休息。

◇ 在做艾灸前可以适当用薏米、砂仁、当归煮水泡脚，健脾、行气、养血。

◇ 每天1次，10次为1个疗程，2~3个疗程即可。

肝火泻，身材好，气色好，脾气好

和同事交流，大家都有个惊人相似的观点：到我们馆里做艾灸的女性，体形偏胖者性格大多开朗活泼些。有些太过瘦弱的女孩虽然模样惹人喜爱，但往往眉头紧锁且容易发脾气。

大家总结说，这真是应了我们中国的一句古话"心宽体胖"。那些太"骨感"的女孩也真该注意下自己的身体了，虽然现在以瘦为美，但并不意味着骨瘦如柴就是漂亮，而且太过瘦弱的女孩往往容易肝火旺盛。

前不久，有个帅气的男孩拉着她女朋友到我这里来，女孩将近1.7米的身高，体重却不足50千克，瘦得让人感觉稍微起点风就能把她刮走。问诊期间，一直是男孩在给我讲述病情，女孩始终紧锁着眉头，脸上有一股怒气。

男孩说她女朋友特别爱生气，一点点鸡毛蒜皮的小事情也会让她好几天不高兴，还动不动就掉眼泪。她吃饭吃得很少，可像方便面、果冻、饼干之类的零食一样都不少吃，脸上的痘痘也越来越多。他不敢劝她，怕一劝她又该哭了。

我看她愁眉苦脸的样子，告诉她说："小姑娘，你这些症状是肝郁气滞引起的呀！你看看自己，经常面带愁容，跟"林妹妹"似的。可别以为像"林妹妹"就好哦，你这样长期压抑着情绪，把什么烦心的事情都憋着，肝气不顺就滞留在体内，时间长了就会化成火气。旺盛的肝火会损坏我们的胃、脾、肺、胆以及肝脏本身。小心再这样下去你过不了几年就会成为黄脸婆呢。"

这话把小姑娘逗笑了，她说："我也想长胖点，也想要好脾气，可是我真的不知道怎么办呀！"

我说："这个简单，想要好身材好气色，先得养肝，也就是要学会控制自己的情绪。尽量心平气和，少动怒。怒伤肝，肝伤了，就更容易动怒。肝脏的补养保健关键是泻肝火，可以通过艾灸肝脏的位置，放松身体，就能感受到心情的舒畅。"

　　然后我又对小伙子说："给你一个向女朋友表现的机会。帮她好好调养身体，一段时间之后，你这个"林妹妹"可能就会变成"史湘云"了。"

选穴汇总：肝俞穴、章门穴、太冲穴

穴位精要

肝俞穴：艾灸此穴能补益肝血、疏经理气。肝脏功能强，则能有效分解体内毒素并协作其他脏腑将毒素排泄出去。

章门穴：艾灸此穴能够帮助肝疏通气机，维护肝的疏泄正常。

太冲穴：艾灸此穴能泄肝经湿热，通过经络的作用，调和气血，柔肝养肝。

取穴技巧

太冲穴
正坐，手指沿大拇趾、第二趾夹缝向上移压，压至能感觉到动脉应手，即是太冲穴。

肝俞穴
在背部，当第九胸椎棘突下，旁开1.5寸处。

章门穴
在侧腹部，当十一肋游离端的下方处。

疗法 # 艾条灸

疗效指数 ★★★★☆ 环保指数 ★★★☆☆
便利指数 ★★☆☆☆ 安全指数 ★★★★☆

肝俞

肝俞

Step. 1 俯卧位，拇指按摩肝俞穴5分钟左右。之后用艾条灸肝俞穴5～10分钟。

章门

太冲

Step. 2 用艾条灸章门穴、太冲穴，每穴5～10分钟。

操作
要领

1. 按摩穴位的同时，用酒精灯点燃艾条。
2. 注意观察受灸者的温度反应，适时调整。
3. 注意随时清理艾条上的艾灰，以免掉落烫伤受灸者。
4. 手法上采用定点温灸、回旋灸、雀啄灸配合运用。
5. 每穴以皮肤红润为度。

艾灸
tips

◇ 施灸期间注意休息。
◇ 在做艾灸前可以适当用薏米、砂仁、当归煮水泡脚，健脾、行气、养血。
◇ 适当喝一些花茶，如茉莉花或玫瑰花茶。
◇ 每天1次，10次为1个疗程，2～3个疗程即可。

艾灸化痰祛湿，减肥有奇效

肥胖是女人终生的敌人。尝试减肥的女性比比皆是，但瘦身成功的人却不多。

减肥还得"对症下药"，不搞清楚自己到底是什么体质，就盲目尝试各种方法减肥，很难获得理想的效果。

我们的老祖宗很早就给了我们答案，痰湿内蕴是导致肥胖的最重要诱因。这里所说的"痰"，并不是一般概念中的痰，它指的是人体津液由于运行不畅、发生异常而滞留下的浊气，是一种病理性的产物。痰湿是共称，指的是水气、湿气、浊气。

当体内的痰湿积蓄过多，时间久了，与无法消化掉的食物一起慢慢堆积成脂肪，从而变得肥胖。这个医理很好懂，就好比一根塑料管子，如果只向里面注入清水的话，管子不会形成太多的污垢，也不会膨胀。如果不断地向管子里注入温热的油膏，时间长了，必然引起管子的膨胀。

那么，痰湿内蕴是如何引起的呢？其根本原因在于脾胃气虚。脾脏是食物流动的重要中转站，人们吃的五谷杂粮、喝的水及身体气血运行都经由它运化。如果脾胃气虚，体内的杂质没法被过滤，浊气痰湿及体内废物都堆在一起转化成脂肪，人就容易长胖。

曾经有一个20岁左右的姑娘来找我问诊，她1.6米的个子却有75千克。她来的时候整个人精神状态很不好，眼皮耷拉着像是没睡醒。我让她伸出舌头，舌苔颜色很淡，但是舌苔很厚。小姑娘虽然胖，却不爱吃饭，还老觉得肚子胀。

我说："小姑娘，你平时可真要多运动运动了，还要注意饮食结构调整，不要吃太油腻和甜腻的食物，这些食物都容易导致肥胖。食疗的同时，你还可以配合艾灸减肥。因为艾灸有化痰祛湿的功效，还可以调理脾胃，恢复脾胃的运化功能，消除脾胃里面的水湿浊气，使气血畅行，痰湿自化，消脂减肥。"

🦋 选穴汇总：脾俞穴、关元穴、神阙穴、阴陵泉穴、足三里穴、带脉穴、天枢穴

穴位精要

脾俞穴：脾为气血生化之源，艾灸此穴能使气血充足。

关元穴：艾灸此穴能治疗一切气虚证，并能增强小肠对营养物质的吸收。

神阙穴：艾灸此穴能使人体真气充盈、面色红润、耳聪目明、轻身延年。

阴陵泉穴：艾灸此穴能健脾理气，祛除水湿。

足三里穴：艾灸此穴能补脾益气，还能行气祛湿，为脾气的提升提供足够能量。

带脉穴：艾灸此穴能健脾祛湿。

天枢穴：艾灸此穴能温通气机，调理肠腑，助消化。

取穴技巧

脾俞穴
在背部，第十一胸椎棘突下，两侧旁开1.5寸。

带脉穴
位于章门穴下方。章门为弯曲肘接触侧腹时，肘碰到的身体部位。带脉穴高度大约与肚脐相同。

神阙穴
肚脐眼即为神阙穴。

天枢穴
属足阳明胃经经脉的穴道，在中腹部，肚脐两侧三指宽处。

关元穴
在下腹部，前正中线上，脐下3寸处。

阴陵泉穴
在小腿膝关节内侧下摸到最凸的骨，其骨后下方凹陷处。

足三里穴
由外膝眼向下量四横指，在腓骨与胫骨之间，由胫骨旁量一横指。

疗法 **1** # 悬灸仪灸

疗效指数 ★★★★☆ 　环保指数 ★★★★☆
便利指数 ★★★☆☆ 　安全指数 ★★★★☆

Step. 1 仰卧位，腹部按摩15分钟，重点按摩关元穴、神阙穴、天枢穴，每穴3～5分钟。之后以悬灸仪灸腹部45分钟。

Step. 2 在灸腹部的同时，按摩阴陵泉穴、足三里穴，每穴5分钟。之后用艾灸悬灸诸穴，每穴10～15分钟。

Step. 3 用悬灸仪灸带脉穴，时间约45分钟。

Step. 4 俯卧位，按摩腰部15分钟，重点按摩脾俞穴3分钟。之后以悬灸仪灸此穴30分钟。

 操作要领

1. 按摩穴位的同时，用酒精灯点燃艾条。

2. 注意观察受灸者的温度反应，适时调整。

3. 注意随时清理艾条上的艾灰，以免掉落烫伤受灸者。

4. 手法上采用定点温灸、回旋灸、雀啄灸配合运用。

5. 每穴以皮肤红润为度。

疗法
2
艾条灸

疗效指数 ★★★☆☆　环保指数 ★★★☆☆
便利指数 ★★☆☆☆　安全指数 ★★★★☆

Step. 1 　拇指按摩关元穴、神阙穴、带脉穴、天枢穴、阴陵泉穴、足三里穴，每穴按摩5分钟左右。之后依次用艾条灸上述穴位，每穴5～10分钟。

Step. 2 　俯卧位，拇指按摩脾俞穴5分钟左右。之后用艾条灸脾俞穴5～10分钟。

操作要领

1. 按摩穴位的同时，用酒精灯点燃艾条。
2. 注意观察受灸者的温度反应，适时调整。
3. 注意随时清理艾条上的艾灰，以免掉落烫伤受灸者。
4. 手法上采用定点温灸、回旋灸、雀啄灸配合运用。
5. 每穴以皮肤红润为度。

艾灸
tips

◇ 施灸期间注意休息。

◇ 在做艾灸前可以适当用薏米、荷叶煮水泡脚，祛湿瘦身。

◇ 适当喝荷叶茶或绿茶均有辅助效果。

◇ 每天1次，12次为1个疗程，2～3个疗程即可。

双管齐下，从此不再承受便秘之苦

走在大街上，经常能接到一些小医院小诊所分发的宣传单，将各种常见病写得如癌症般恐怖。作为一名中医养生专家，我对这些夸大其词的小广告嗤之以鼻，基本上都是扔到垃圾桶。

有一天坐地铁去上班，又接到一份这样的小广告，原本想扔掉，但竟然一时间没找到垃圾桶。只好拿着，坐在车上无聊，翻了翻，看到一则治疗便秘的广告，粗劣的油墨大字写着某某茶能治疗便秘，排除毒素，瘦肚腩，还描述了一些患者用过之后病情好转的案例。

我忍不住摇摇头，如果患者真的购买了这样的茶，恐怕便秘会更严重。因为这类茶里一般都添加了泻药，人体对这种茶里的某些成分带有依赖性，不宜长期服用。如果停用，便秘的症状会更严重。

刚想把这个小广告揉成一团下车的时候扔掉，我旁边坐着的一位打扮时髦的美女有些不好意思地说，能不能给我看看？

我递给她，她尴尬地笑笑说："我正好有这上面说的这种情况，想去买这个茶喝一喝。"我忍不住说："你还是别买，别到时候喝了不但不起作用反而让病情变得更严重。"

她为难地摇摇头说："最近公司要审核账目，公司上上下下都忙得团团转，已经加了好几个班，吃不好睡不好。原本上厕所就很困难，现在饮食不规律，上厕所更加难受了。"我问她是否怕冷，她点点头说很怕冷，又告诉我说她总是手脚冰凉。我问她还有没什么症状，她说还经常好几天不上厕所，排便少而且稀。

我心里大概明白，她原本就有轻微的习惯性便秘，加上这段时间饮食不当、生活作息时间没有规律，情绪急躁，便秘自然就更加严重了。于是我告诉了她一个简单的小秘方，让她回家自己治疗。

她将信将疑，但表示回家一定按照我说的去做。

我让她买些新鲜的马铃薯，然后将它们加冷开水搅拌成汁，每天早晚一杯，坚持喝上3个星期左右，便秘情况就会得到很大改善。因为马铃薯能补脾益气，缓急止痛，通利大便。同时，我建议她去买些艾条回家做一做艾灸，每天花上半个小时左右就可以了，坚持一段时间，症状就会好转的。

两个月之后，我都忘记这个事情了，突然接到她的电话。她告诉我说，她的便秘症状还真的好转了很多。而且经过这个事情之后，她对自己的健康状况更加关心，再也不像以前那样对自己的身体胡乱折腾了。

🌿 选穴汇总：天枢穴、支沟穴、长强穴、大肠俞穴

穴位精要

天枢穴：艾灸此穴能够将体内毒素及时排出，并对治疗便秘、腹泻、肠鸣等病症有很好的效果。

支沟穴：此穴为治疗便秘的经验效穴，经常艾灸此穴还可治疗其他消化系统疾病，如腹痛、呕吐、泄泻等症。

长强穴：艾灸此穴能有效治疗便秘，让体内毒素及时排出体外。

大肠俞穴：艾灸此穴能理气降逆，调和肠胃。

取穴技巧

支沟穴
在前臂后区，腕背侧远端横纹上3寸，尺骨与桡骨间隙中点即是。

长强穴
在人体的尾骨端下，尾骨尖端与肛门连线中点的位置。

天枢穴
属足阳明胃经经脉的穴道，在中腹部，肚脐两侧三指宽处。

大肠俞穴
在腰部，当第四腰椎棘突下，旁开1.5寸处。

疗法 **艾条灸**

疗效指数 ★★★★☆　环保指数 ★★★☆☆
便利指数 ★★☆☆☆　安全指数 ★★★★☆

Step. **1**　拇指按摩天枢穴、支沟穴，每穴5分钟左右。之后
依次用艾条灸天枢穴、支沟穴，每穴5~10分钟。

Step. **2**　俯卧位，拇指按摩长强穴、大肠俞穴，每穴5分钟左右。之后用艾条灸长强
穴、大肠俞穴，每穴5~10分钟。

操作
要领

1. 按摩穴位的同时，用酒精灯点
燃艾条。
2. 注意观察受灸者的温度反应，
适时调整。
3. 注意随时清理艾条上的艾灰，
以免掉落烫伤受灸者。
4. 手法上采用定点温灸、回旋
灸、雀啄灸配合运用。
5. 每穴以皮肤红润为度。

艾灸
tips

◇施灸期间注意休息。
◇做艾灸前可用荷叶煮水泡脚，祛湿瘦身。
◇适当喝荷叶茶或绿茶均有辅助效果。
◇每天1次，12次为1个疗程，2~3个疗程即可。

健脾化湿眼袋消，双眼依然顾盼生辉

有一次参加饭局，我认识了一个电视台的主持人丹丹。都说电视台主持人长得很漂亮，皮肤好身材好。见到丹丹的时候，我也被她的美丽惊呆了，真有些感叹上天造人时有些偏心。

那次饭局我们俩坐得很近。丹丹听说我是专门做中医养生的，对艾灸很有研究，她一下起了兴趣，问我知不知道有什么办法可以祛眼袋？我仔细看看她的脸，没有发现什么异常呀，脸上的皮肤紧致白皙，而且一双大眼睛顾盼生辉。她笑笑说："是为自己问，也是为朋友问的。因为在电视台工作，需要经常上晚班，作息时间不规律，加上应酬多，胃经常不舒服。她的一个导师才三十多岁，可是长期处于这样的生活，早早地出现了眼袋，一双眼睛下面各自鼓起来一个小包块，看着就像两个小袋子。"

丹丹很担心自己到了她导师那个年纪也出现这样的状况。

我告诉她，眼袋的产生与脾胃虚弱有一定关系，预防黑眼圈和眼袋，要注重健脾化湿。过寒过热的食物都容易伤脾胃，日常饮食中，粗粮、苋菜、扁豆、冬瓜、薏米和绿豆都是健脾化湿的上好食物，瘦肉、胡萝卜、马铃薯、豆制品、动物肝脏、蛋类、花生、芝麻、新鲜蔬菜及水果等也都是不错的选择。

除了食疗能帮助调理脾胃，我们还要注意提高自身免疫力，采用艾灸疗法，灸中脘穴、四白穴、足三里穴这三个穴位有很好的效果。

🌿 选穴汇总：中脘穴、足三里穴、四白穴

穴位精要

中脘穴：艾灸此穴能温煦腹部，提升体内阳气，调理胃肠功能。

足三里穴：足三里穴为保健大穴，艾灸此穴能促进气血运行，增强正气，强壮身心。

四白穴：艾灸此穴有非常好的美白养颜功效。

取穴技巧

中脘穴
在身体中线，肚脐上方一手掌的距离处。

四白穴
瞳孔下方，颧骨凹陷处，用手去摸即可感知。

足三里穴
由外膝眼向下量四横指，在腓骨与胫骨之间，由胫骨旁量一横指。

艾条灸

疗法

疗效指数 ★★★★☆　环保指数 ★★★☆☆
便利指数 ★★★☆☆　安全指数 ★★★★☆

中脘

足三里

Step. 1 拇指按摩中脘穴、足三里穴，每穴5分钟左右。

中脘

足三里

Step. 2 之后依次用艾条灸中脘穴、足三里穴，每穴5～10分钟。

四白

Step. 3 食指按摩四白穴5分钟左右。

操作要领

1. 按摩穴位的同时，用酒精灯点燃艾条。

2. 注意观察受灸者的温度反应，适时调整。

3. 注意随时清理艾条上的艾灰，以免掉落烫伤受灸者。

4. 手法上采用定点温灸、回旋灸、雀啄灸配合运用。

5. 每穴以皮肤红润为度。

要想青丝如瀑，补肾养血是关键

近几年电视上热播的《甄嬛传》，最让人养眼的可谓是后宫佳丽们乌黑亮丽的秀发了。

莞贵人的如瀑青丝，深得皇上的喜爱。据说，在皇宫里，那些妃子们几乎每天都要花上大半天的时间护理和梳理自己的头发。

在现代社会，自己每天在头发花上大半天的时间，几乎是不可能的。我们宁愿将自己的头发交给美发中心打理，造型师用现代技术给你换上一个又一个漂亮的发型，快速方便，还美观大方。

可有些人的头发却让高明的发型师也束手无策。在外企上班的徐小姐每过一段时间都会去美发店做新发型，她原本乌黑油亮的头发最近却变得丝毫没有弹性，发梢处仿佛被烧焦了一样，看起来乱糟糟像一堆枯黄的稻草。更严重的是，她还大把大把地掉头发。

对工作兢兢业业的徐小姐只好特意请假，来我馆里做美容。我看着她那张枯黄没有血色的脸说，还好你及时来做保养了，再晚些来恐怕不仅是你的头发，你的健康也会出问题。

徐小姐很惊讶地说："我最近总感觉心烦，记忆力也不如以前好，总是忘记一些重要的事情。掉头发就更不用说了。"

这就是典型的肾阴虚引起的头发枯黄掉落。中医认为："发为血之余，血亏则发枯。"头发的营养来源于气血，气血足全身精气也足，利于头发的生长。气血的生机根本在于肾，肾健康，肾精生化气血，运作正常，人体健康，头发也就乌黑靓丽；相反，肾虚则肾精不足，导致血亏，从而发枯。另外，肾虚还会使人体没有足够的元气，而元气是生命的原动力，能促进和刺激头发的生长。

通常来说，肾气充沛的人头发茂密有光泽，肾气不足的人头发容易干枯，脱落。所谓"肾藏精，其华在发"，就是告诉我们，想要解决发质枯黄易脱落的问题，还得找到病源，对症下药。徐小姐上班压力大并且长时间熬夜加班，身体疲劳。再问她和老公是否性生活过于频繁，徐小姐也点头称是。房事不节，也会造成肾阴虚，反应在身体健康状况上就是徐小姐所说的心烦、小便量多、记忆力衰减等症状。

做完艾灸之后，我交代她回去一定要配合食补，用乌鸡、当归、黄芪熬汤喝，平常多喝补气血的红糖水，另外，可食用一些生姜片祛湿散寒。

🌿 选穴汇总：肾俞穴、涌泉穴、太溪穴、复溜穴

穴位精要

肾俞穴：艾灸此穴能补精益肾，使肾经气血生化有源。

涌泉穴：艾灸此穴能滋阴补阳、宁心安神，还能补精益髓、补肾壮阳，从根本上补虚损，同时还能引火归元。

太溪穴：艾灸此穴能滋阴壮阳，治疗各种肾虚病症。

复溜穴：艾灸此穴具有补肾益阴、温阳利水的作用。

取穴技巧

肾俞穴
双手放在腰侧髂骨上，四指朝前，拇指朝后，两拇指触碰到的位置即第四腰椎，往上三横指处是第二腰椎，在第二腰椎棘突下再旁开两个横指的位置即是肾俞穴。

太溪穴
足内侧，内踝后方，在内踝尖与跟腱的凹陷处。

复溜穴
正坐垂足，位于小腿内侧，在太溪穴上2寸，跟腱上端内侧凹陷中。

涌泉穴
足底，脚掌下，第二、三趾趾缝纹头端与足跟连线的前1/3处。

疗法 **有烟艾条灸**

疗效指数 ★★★★☆ 环保指数 ★★★☆☆
便利指数 ★★☆☆☆ 安全指数 ★★★★☆

Step.1 按摩太溪穴、复溜穴，每穴5分钟左右。之后依次用艾条灸太溪穴、复溜穴，每穴5～10分钟。

Step.2 按摩肾俞穴、涌泉穴，每穴5分钟左右。之后用艾条灸肾俞穴、涌泉穴，每穴5～10分钟。

 操作要领

1.按摩穴位的同时，用酒精灯点燃艾条。

2.注意观察受灸者的温度反应，适时调整。

3.注意随时清理艾条上的艾灰，以免掉落烫伤受灸者。

4.手法上采用定点温灸、回旋灸、雀啄灸配合运用。

5.每穴以皮肤红润为度。

Part 6

和春天握手，
更年期、伪更年期烦恼一扫光

更年期本应该是女人的第二春天，可大多数女人在这个阶段都感到焦急心悸。因为别人说，更年期将带走你的青春、美丽、健康，送来衰老、肥胖、焦虑。但这一切都只是"别人说"。不妨静下心来，从容淡定地微笑，不再纠结于一次失眠或一次烦躁。与艾灸为友，在一缕艾香中悄悄解决这些烦恼，将岁月变成我们的情人。

易疲劳
小艾条藏着大功效，试试才知道

有一天我刚走进养生馆，就看到休息间坐了两个女人，年龄相差很大，表情各异。年轻点的二十八九岁的样子，浑身透露着青春的气息，一双大眼睛在焦急地四处张望。坐在她旁边的女人五十岁左右，精神状态很不好，头枕着一只手，放在诊疗桌上，微微闭着眼睛。

我走过去问她们需要什么帮助。

女孩很有礼貌地冲我笑笑说，在陪她妈妈等着做灸疗。这时一旁坐着的妈妈开始冲着女儿发脾气了，拉起她的手非要往外走，说："我又没病，你非带着我来花这个钱干什么？你这不是浪费钱吗？"

女孩无奈地苦笑着望着我，希望我能帮帮她。

天气并不热，可是女孩的脸上却渗出了细细的汗，我伸手示意她先坐下来平静心情，慢慢说。

女孩告诉我，最近半年左右，她发现妈妈的精神状态越来越不对劲了，每天无精打采，脸色也不好，下班回来之后很少和家人说话。经常是换个睡衣，就丢下一句："很累"，然后就去睡觉了。

半年前的妈妈可和现在不同。那时，妈妈每逢周末经常出去和牌友搓上几局麻将，或参加一些其他集体活动。现在却整天待在家里，不愿意出门，家里人劝她出去活动活动，却被她烦躁地拒绝了。

她带着妈妈去医院检查，大大小小各项检查做了不少，却没有查出什么毛病，但是一旦回到家，妈妈又开始出现这种状态，而且变得爱发脾气、爱唠叨了。

女孩想来想去，觉得既然身体没什么毛病，倒不如带她来灸疗馆做做保健，可是妈妈不乐意了，觉得身体没病，做保健是浪费钱的行为。

我对这位充满疑虑的妈妈笑着说："您女儿这是在孝顺您呢，再说了，做一做艾灸并不费很多钱的。您要是心疼钱，可以买上几盒艾条回去让女儿给您做灸疗。平时的保健工作做好了，可以为将来省去更多吃药的钱呢。"她听完我的解释半信半疑地说："那我先试试看，效果不好我再也不来了。"女孩冲我挤挤眼，陪着妈妈进去先做了一次艾灸。出来之后，妈妈高兴地说："下次我还来，做完之后身体真的觉得轻松不少，花费也不贵。"

我告诉她，以前总觉得疲劳，想睡觉，是因为更年期到来了。女人到了45岁左右，天癸逐渐衰竭，生殖功能渐渐退化，脾肾相应衰退，出现一系列的生理和心理上的反应很正常。有些女性会变得易怒、疲乏、精神不振、月经量逐渐减少，甚至有一些人还会出现失眠等症状。这个时候注意调理，做做艾灸，能够改善脾肾功能，减轻更年期出现的各种症状。

女孩陪着妈妈高兴地走出了灸疗馆，还说以后会常来体验。

🕊 选穴汇总：太溪穴、肾俞穴、三阴交穴、关元穴

穴位精要

太溪穴：艾灸此穴能补元气，元气充足自然百害不侵。

肾俞穴：艾灸此穴能补肾益阳，让我们精力充沛。

三阴交穴：艾灸此穴能健脾和胃，疏肝益肾，祛除体湿。

关元穴：关元穴为强身大穴，艾灸此穴能补益一身气血。

取穴技巧

三阴交穴
在小腿内侧，脚踝骨的最高点往上3寸处（自己的手横着放，约四根手指横着的宽度）。

太溪穴
足内侧，内踝后方，在内踝尖与跟腱的凹陷处。

关元穴
在下腹部，前正中线上，脐下3寸处。

肾俞穴
双手放在腰侧髂骨上，四指朝前，拇指朝后，两拇指触碰到的位置即第四腰椎，往上三横指处是第二腰椎，在第二腰椎棘突下再旁开两个横指的位置即是肾俞穴。

疗法 **艾条灸**

疗效指数 ★★★☆ 环保指数 ★★★☆☆
便利指数 ★★☆☆☆ 安全指数 ★★★★☆

三阴交

太溪

关元

Step. 1 拇指按摩太溪穴、三阴交穴、关元穴，每穴5分钟左右。

太溪

三阴交

关元

Step. 2 之后依次用艾条灸太溪穴、三阴交穴、关元穴，每穴5~10分钟。

肾俞

肾俞

Step. 3 拇指按摩肾俞穴，每穴5分钟左右。之后用艾条灸肾俞穴，左右各5~10分钟。

 操作要领

1. 按摩穴位的同时，用酒精灯点燃艾条。
2. 注意观察受灸者的温度反应，适时调整。
3. 注意随时清理艾条上的艾灰，以免掉落烫伤受灸者。
4. 手法上采用定点温灸、回旋灸、雀啄灸配合运用。
5. 每穴以皮肤红润为度。

 艾灸 tips

◇ 平时少熬夜，施灸期间注意休息。

◇ 适当通过食疗或膏方来配合治疗。

◇ 每天1次，12次为1个疗程，2~3个疗程即可。

焦虑
茫然失落时，艾灸是最忠诚的守护者

"男人四十一朵花，女人四十豆腐渣"，女人们常常能听到这样的话。尤其是过了四十岁的女人，对这样的话格外敏感，虽然她们可能事业有成，身材容貌都保持得很好，可总觉得自己在各方面都不如自己的丈夫了，再看看那些二十几岁正貌美如花的小姑娘们，自卑心理就在心底深深地扎下根，遇到事情也没有以前那么淡定和自信了。再加上孩子已经长大独立，不再像以前那样黏着自己，心里便产生了强烈的落差，还有一种对未来生活的莫名的焦虑和烦躁。

她们在日常生活中遇到一些鸡毛蒜皮的小事情也容易和老公孩子吵起来，还总觉得他们都不理解自己。如果听到孩子顶个嘴，说："妈你更年期了吧，"就会委屈得想独自躲起来抹把泪。偶尔身体不舒服，就很"自觉"地把自己归入到更年期人群，悲观地认为自己的人生从此就要走向全面衰落，毫无精彩可言了。

其实在更年期到来之前，还有一个过渡过程，这个过程在中医里被称为"准停经期"，即中年女性停经之前的那个时期。在这期间会出现一些停经的预兆，但又没有完全停经，此时女性体内雌激素分泌量逐渐减少，月经也不规律，晚上睡不着，还容易发脾气。长期受这些身体因素的影响，中年女性往往会对自己的生活产生不满情绪，对未来的生活也感到悲观，对自己的家庭及事业产生深深的焦虑和恐慌。

我的一个工程师朋友刘女士就正经历着这样的伪更年期。单位新来的属下年轻有为，很多机会都让给他去做了，刘女士觉得自己在单位再也做不出什么成绩，心里很失落。

回家向老公抱怨，可是老公整天忙着应酬，也没时间搭理她、关心她。她觉得十分委屈，只好把这种感情寄托给孩子，但孩子又嫌她啰唆，干脆很少回家。她每天下班一个人回到家里，对着空荡荡的房子觉得特别沉闷难受，消极情绪一点点地积累着。有一天刘女士给我说，她觉得人生很没意思，甚至想自杀。

听完她的倾诉，我明白她现在其实是被伪更年期所困扰。需要打开她的心结，让她进行心理调节，放下沉重的心理负担，才能平稳地度过这段特殊时期。

我隔三岔五去看她，陪她聊天，并告诉她可以适当配合食疗来补充营养，并且试试用艾灸疗法来缓解伪更年期所产生的焦虑症。一段时间过后，她的症状果然减轻了不少，人也比以前精神了许多。这个方法值得许多步入中年，进入伪更年期的女性朋友试一试。

🕊 选穴汇总：百会穴、膻中穴、肝俞穴、章门穴、太冲穴

穴位精要

百会穴：艾灸此穴能升清阳，举下陷，温阳化气，安神宁心。

膻中穴：艾灸此穴能调理一身气机，平心静气。

肝俞穴：艾灸此穴能调肝顺气，补益气血，气血通畅自然不会焦虑躁动。

章门穴：艾灸此穴对肝气郁结、肝炎等疾患，均有很好的调理、改善和治疗作用。

太冲穴：艾灸此穴有平肝、理气、通络的作用，能够帮助消除焦虑。

取穴技巧

肝俞穴
背部两肩胛骨连线的中点是第七胸椎棘突下的至阳穴，往下数两个突起下旁开两横指处即是肝俞穴。

百会穴
在头顶，用手摸能感觉到一块比较柔软的地方。

章门穴
人体的侧腹部，当第十一肋游离端的下方。

膻中穴
两乳头连接线与人体中线交接处。

太冲穴
正坐，手指沿大拇趾、第二趾夹缝向上移压，压至能感觉到动脉应手，即是太冲穴。

疗法 **艾条灸**

疗效指数 ★★★★☆　环保指数 ★★★☆☆
便利指数 ★★☆☆☆　安全指数 ★★★★☆

百会
膻中
章门
太冲

Step. **1**

拇指按摩百会穴、膻中穴、章门穴、太冲穴，每穴5分钟左右。

百会
膻中
章门
太冲

Step. **2**

之后依次用艾条灸百会穴、膻中穴、章门穴、太冲穴，每穴5~10分钟。

肝俞
肝俞

Step. **3**

俯卧位，拇指按摩肝俞穴5分钟左右。之后艾灸此穴5~10分钟。

 操作要领

1. 按摩穴位的同时，用酒精灯点燃艾条。
2. 注意观察受灸者的温度反应，适时调整。
3. 注意随时清理艾条上的艾灰，以免掉落烫伤受灸者。
4. 手法上采用定点温灸、回旋灸、雀啄灸配合运用。
5. 每穴以皮肤红润为度。
6. 亦可采用灸座灸。

 艾灸 tips

◇平时少熬夜，施灸期间注意休息。

◇适当通过食疗或膏方来配合治疗。

◇每天1次，12次为1个疗程，2~3个疗程即可。

易怒
缕缕艾香入脏腑，缓和脾气养性情

更年期是每个女人必须经历的一个阶段，有些女性在这个时期会变得异常敏感，容易焦躁，或者出现心悸、失眠等症状。我们艾灸馆里的中医师也经常听到不少年轻人抱怨自己的妈妈处在更年期，让家人担心，许多来求诊的患者都想知道有没有很好的控制更年期症状的方法。

其实更年期并不是洪水猛兽，也没有大家想象的那么可怕，对待更年期要有正常的心态。以前我就碰到一位患者，不过这位患者本人并没有来就诊，来的是她的女儿小梅。

小梅说，她的印象中一直觉得妈妈很坚强。小时候爸爸常年在外地工作，妈妈一个人在家含辛茹苦地把她拉扯大，吃了很多苦。小梅曾暗暗发誓，长大后一定要好好孝顺妈妈。可是长大之后，小梅渐渐觉得自己不能理解妈妈了，因为妈妈的脾气越来越暴躁，经常为鸡毛蒜皮的小事情发脾气，母女俩经常为此闹别扭。

80后的小梅喜欢和朋友一起出去玩，也有自己的生活和社交圈子。但妈妈觉得小梅会被骗，经常找各种理由限制她出去。小梅觉得自己没有自由，很讨厌被束缚的感觉。可是与妈妈理论，往往会让妈妈大发雷霆。

随着妈妈进入更年期，母女俩的关系也越来越紧张，一丁点的小事都可能争吵半天。小梅说前些天两人甚至因为一盆脏水吵架。

事情的起因是小梅习惯用塑料盆接水洗脸。洗完后，就直接把脏水倒掉。但妈妈要求她把脏水端到卫生间集中起来冲厕所，说是为了节约用水。一般小梅都会按照妈妈的要求做，可有一天忘记了，恰好被妈妈看见，使得妈妈唠叨起来。小梅觉得很冤，就和妈妈理论了几句，结果惹得妈妈大发脾气，还怪她不仅不给家里做贡献还要浪费。

　　这件事情之后小梅觉得自己都不敢在家里待着了，怕一不小心就会惹妈妈生气。但看到妈妈经常在家里郁郁寡欢的样子，她心里又很难受。于是小梅自作主张到医院来替妈妈看病来了。

　　我安慰小梅，妈妈爱发脾气的这种症状其实是更年期综合征的一种。更年期女性心理要承受更多的东西，而这一时期孩子逐渐长大，让很多妈妈感觉孩子不再需要自己，因此心理会产生强烈的孤独感和恐惧感。爱生气的妈妈们实际上是潜意识用这种方式在表达自己的感情需要。听我一番解释，小梅凝重的脸色渐渐地和缓了一些。

　　那怎么缓解妈妈这种症状呢？我告诉小梅，平时还是要多回家陪陪妈妈，多和她聊聊天，尽量不要惹妈妈生气。所谓"孝顺"就是既要孝也要顺。妈妈做错的地方尽量不要直白地指出来，试着用婉转的语言去化解。

　　对待女性更年期爱发脾气的现象，还可以辅助以食疗或艾灸，都能缓解这些症状。

🍃 选穴汇总：太冲穴、内关穴、肝俞穴、章门穴

穴位精要

太冲穴：太冲穴属于足厥阴肝经上的穴位，艾灸此穴能平肝泄热，疏肝养血。

内关穴：艾灸此穴能和胃理气，平心静气。

肝俞穴：艾灸此穴能疏肝利胆，理气养血。

章门穴：艾灸此穴能健脾疏肝，有清热利湿的功效。

取穴技巧

章门穴
在侧腹部，当十一肋游离端的下方处。

太冲穴
正坐，手指沿大拇趾、第二趾夹缝向上移压，压至能感觉到动脉应手，即是太冲穴。

肝俞穴
背部两肩胛骨连线的中点是第七胸椎棘突下的至阳穴，往下数两个突起下旁开两横指处即是肝俞穴。

内关穴
属手厥阴心包经经脉的穴道，在人体的前臂掌侧，从近手腕的横纹的中央，往上大约三指宽的中央部位即是。

疗法 **艾条灸**

疗效指数 ★★★☆☆　环保指数 ★★★☆☆
便利指数 ★★☆☆☆　安全指数 ★★★★☆

章门　内关　*Step.* **1**　按摩太冲穴、内关穴、章门穴，每穴5分钟左右。

太冲

太冲　内关　章门

Step. **2**　之后依次用艾条灸太冲穴、内关穴、章门穴，每穴5～10分钟。

　肝俞　　肝俞

Step. **3**　俯卧位，拇指按摩肝俞穴5分钟左右。之后用艾条灸此穴5～10分钟。

操作要领

1. 按摩穴位的同时，用酒精灯点燃艾条。
2. 注意观察受灸者的温度反应，适时调整。
3. 注意随时清理艾条上的艾灰，以免掉落烫伤受灸者。
4. 手法上采用定点温灸、回旋灸、雀啄灸配合运用。
5. 每穴以皮肤红润为度。
6. 亦可采用灸座灸。

艾灸 tips

◇平时少熬夜，施灸期间注意休息。

◇适当通过食疗或膏方来配合治疗。

◇每天1次，12次为1个疗程，2～3个疗程即可。

睡眠不好
艾灸让身体不再遭受折磨

　　张女士是某县级机关的干部，在平时的工作中雷厉风行，精明干练。可最近一年，步入更年期的张女士发现自己经常失眠，每天晚上在床上翻来覆去"数绵羊"仍然睡不着，即使睡着了也睡得不踏实，总是做梦，很早就醒了。等到上班的时候又觉得自己很疲劳，头昏眼花，精神萎靡不振。

　　最让张女士担心的是她的记忆力变得特别差，领导刚刚交代的事情，一转身她就忘记了，有时候自己交代给下属的事情也不记得。下属虽然表面上很尊敬她，但是细心的张女士发现他们经常背着自己说些什么，这让张女士很苦恼。为了睡得好些，她去药店买了安眠药，可这种药治标不治本，一不吃又会睡不着，吃多了又不好，这样恶性循环对工作带来很大影响，还挨过领导批评。领导都劝她去看看病，她想想也对，于是专门从外地坐了一夜的火车来找我问诊。

　　在馆里见到张女士时，她脸色蜡黄，毫无神采，一副疲惫不堪的样子，根本不像是平时作风干练的女领导。我问她："你平时的作息是怎么样的？"张女士说："平时工作特别忙，有时候坐着批文件一批就是一上午，还经常要接待上级领导，去基层查看。每天都觉得很累，但是无法休息，闭上眼睛脑子里都是工作上的事情。"

　　听到这里，我对她说："你这一累不要紧，但你的肝和脾就倒霉了。你每天都为工作的事情操心，心情总是紧张，导致肝气郁结，肝郁就使精神焦虑。你现在又正处在更年期，脾虚气弱，脾主运化，生血统血，脾气虚弱就会导致气血生化不足。这二者结合起来，你不失眠才怪。"

　　我对张女士的建议是将工作的事情适当放手，让更多有精力的年轻人去帮她分担，同时每天加强锻炼，多听些舒缓、能放松心情的音乐，配以艾灸神门穴、内关穴、心俞穴、涌泉穴、百会穴，坚持做治疗，失眠的毛病就能逐渐得到改善。

　　张女士按照我的建议，在我这里治疗了两次，回家也坚持自我艾灸。一段时间之后她的睡眠就逐渐恢复了正常。她怕复发，继续坚持用这个方法，现在基本上没有再出现过这种症状，工作效率也提高很多，又成了同事们眼中的"女强人"。

🌿 选穴汇总：神门穴、内关穴、心俞穴、涌泉穴、百会穴

穴位精要

神门穴：艾灸此穴能益心安神，增强睡眠质量。

内关穴：艾灸此穴能和胃理气，舒缓情绪。

心俞穴：艾灸此穴能养心安神，清热祛火。

涌泉穴：艾灸此穴能滋阴益肾，平肝熄风。

百会穴：艾灸此穴有醒脑开窍、安神定志的功效。

取穴技巧

百会穴
在头顶，用手摸能感觉到一块比较柔软的地方。

涌泉穴
足底，脚掌下，第二、三趾趾缝纹头端与足跟连线的前1/3处。

内关穴
小臂内侧中线（两条筋之间），腕横纹上2寸处（中指、无名指、小指三指）。

心俞穴
低头时，颈部隆起处起，向下数第五个突起下旁两横指。

神门穴
仰掌，在腕部腕掌侧横纹尺侧（内侧）端，尺侧腕屈肌腱的桡侧凹陷处。

疗法 **艾条灸**

疗效指数 ★★★★☆ 　环保指数 ★★★☆☆
便利指数 ★★★☆☆ 　安全指数 ★★★★☆

Step. **1** 按摩神门穴、内关穴、百会穴，每穴5分钟左右。

Step. **2** 依次用艾条灸神门穴、内关穴、百会穴，每穴5～10分钟。

Step. **3** 拇指按摩心俞穴、涌泉穴，每穴5分钟左右。

Step. **4** 依次用艾条灸心俞穴、涌泉穴，每穴5～10分钟。

操作要领

1. 按摩穴位的同时，用酒精灯点燃艾条。
2. 注意观察受灸者的温度反应，适时调整。
3. 注意随时清理艾条上的艾灰，以免掉落烫伤受灸者。
4. 手法上采用定点温灸、回旋灸、雀啄灸配合运用。
5. 每穴以皮肤红润为度。
6. 亦可采用灸座灸。

艾灸 tips

◇ 平时少熬夜，施灸期间注意休息。

◇ 适当通过食疗或膏方来配合治疗。

◇ 每天1次，12次为1个疗程，2～3个疗程即可。

神经衰弱
温暖的艾叶是放松神经的良药

因为是做中医养生的，所以许多日常的小病痛都能自己解决，平时家人有个什么小病小痛的，基本上不用去医院。我表妹熙熙的身体调养方面就一直都是我照顾的。

有一次我们俩出去吃饭，熙熙问我："哥，你知道神经衰弱怎么治疗吗？"

我奇怪地反问她："你没有这方面的毛病呀，怎么会这么问？"

熙熙说："肯定不是我了，是我朋友婷婷的准婆婆。"婷婷的准婆婆？我脑子里快速地搜索，知道婷婷是谁，却不知道她的准婆婆是谁。

熙熙说："婷婷谈了个男朋友，最近婷婷男朋友带她去见家人了，回来之后两人却闹得很不愉快。"

我问为什么。熙熙说："婷婷男朋友家里是单亲家庭，男朋友妈妈很能干，一个人含辛茹苦将他抚养长大，男朋友对妈妈感情也很深厚。婷婷和男朋友到家之后，男朋友的妈妈很喜欢这个准儿媳，吃完午饭，婷婷和男朋友告辞出来，男朋友的妈妈在家里睡午觉。

出门时，婷婷觉得男朋友家的门不好关，于是关门的时候用力大了点，却被男朋友凶了几句。男朋友怪她关门太大声，吵着自己妈妈睡觉了。

婷婷觉得很委屈，自己并不是故意的，而且这并不是多大的事情。两人为此还吵了一架。最后婷婷男朋友才告诉她，自己的妈妈患有神经衰弱，睡觉的时候需要绝对安静，稍微一点点声音都会让她睡不着。婷婷那天关门的动作让妈妈整天都没办法休息好。

虽然这件事情两人沟通之后得到了解决，可婷婷却觉得自己应该做点什么，

225

于是问我有没有什么办法。"

熙熙还告诉我，婷婷打听到男朋友的妈妈平时很要强，虽然已经快五十岁了，在单位还是很努力地工作，常常工作到很晚才回家。因为是单亲家庭，什么事情都是她亲自做，家里大大小小的事情都要操心。即便现在儿子长大了，她仍然习惯性地把家里大小事都包揽。

长期处于这种状态之下，婷婷男朋友的妈妈就患上了神经衰弱。除了睡觉容易失眠之外，她有时候还莫名其妙地发脾气，也不喜欢出去和同事朋友交流，常常一个人在家里，精神状态越来越糟糕，最近睡眠越来越不好，她还加大了安眠药的剂量。

熙熙问我："哥，你有没有什么好的办法嘛？"我说："第一步，她需要减少对安眠药的依赖。"

对于神经衰弱，许多人都选择吃安眠药之类的镇定药物来解决，却忘记了对自己的精神状态进行调整。而中医学里，精神因素是形成神经衰弱的主因。长期精神高度紧张，压力大，而且得不到休息，使神经活动过程强烈而持久地处于紧张状态，超过神经系统张力的耐受限度就可引发神经衰弱。许多神经衰弱患者选择吃安定（地西泮）等镇定药物来缓解症状，但人体对这些药物往往有很强的依赖性，长期服用对人体有害。

因此她需要减少服用这类药物的次数，并多进行适度的体育锻炼，多和人交流。婷婷和她男朋友也要经常回家陪陪妈妈，多陪她聊聊天，缓解她的紧张感和孤独感。此外，还可以帮她用艾灸治疗。

🌿 选穴汇总：百会穴、涌泉穴、四神聪穴、悬钟穴

穴位精要

百会穴：艾灸此穴有熄风醒脑的功效。

涌泉穴：艾灸此穴能滋阴潜阳，宁心安神，交通心肾。

四神聪穴：艾灸此穴能镇静安神，清头明目，醒脑开窍。

悬钟穴：艾灸此穴能清髓热，舒筋脉，平肝熄风，疏肝益肾。

取穴技巧

百会穴
在头顶，用手摸能感觉到一块比较柔软的地方。

四神聪穴
位于头顶百会穴前后左右各1寸处，共由4穴组成。

涌泉穴
足底前掌人字纹的顶端处即是。

悬钟穴
在小腿外侧，当外踝尖上3寸处，腓骨前缘。

疗法 **艾条灸**

疗效指数 ★★★★☆ 环保指数 ★★★☆☆
便利指数 ★★★☆☆ 安全指数 ★★★★☆

Step. **1** 按摩百会穴、涌泉穴、四神聪穴、悬钟穴，每穴5分钟左右。

Step. **2** 之后依次用艾条灸百会穴、涌泉穴、四神聪穴、悬钟穴，每穴5~10分钟。

操作
要领

1. 按摩穴位的同时，用酒精灯点燃艾条。
2. 注意观察受灸者的温度反应，适时调整。
3. 注意随时清理艾条上的艾灰，以免掉落烫伤受灸者。
4. 手法上采用定点温灸、回旋灸、雀啄灸配合运用。
5. 每穴以皮肤红润为度。
6. 亦可采用灸座灸。

艾灸
tips

◇ 平时少熬夜，施灸期间注意休息。
◇ 适当通过食疗或膏方来配合治疗。
◇ 每天1次，12次为1个疗程，2~3个疗程即可。

潮热
做艾灸，平心气，坦然接受更年期

许多女人一过了40岁就很害怕更年期的到来，总觉得更年期一到就进入老年期了。

因为工作的关系，我也结识了一群进入更年期的女性朋友。

有一次和她们在茶楼打麻将，还没打上几圈，朋友陆霞就输了不少。她越打越急躁。

我打趣她说："老陆，你更年期症状这么明显呀，才输了几把就沉不住气了？"

老陆索性把手中的牌一扔，说："你还别说，你看才打了几圈，我身上就出了这么多汗。"我一看，嘿，还真是，她额头上渗出细小的汗珠，背上居然被汗水渗透了，皮肤红红的。

旁边的陈医生笑着说："老陆这是输钱输急眼了，不服气。"

老陆着急地辩解说："不开玩笑，我最近一直都出虚汗，有时候还会感到胸部、颈部发热，你看我现在出了多少汗？你再看看我的脸，是不是很红？"陈医生问她："你还经常失眠吧，打牌有时候眼睛都看不清字。"老陆连连点头，陈医生笑着说："老陆呀，你这是更年期症状逐渐显现出来了，身上爱出汗也是更年期症状表现的一种。你平时可要多加注意了。"

老陆听陈医生这么一说，打牌的心情也没有了，专心地问："那可怎么办呢？"陈医生说："我给你解答病因，至于怎么治病呢，你还得问小邓。"

陈医生说，潮热出汗是女性进入更年期后最早出现的症状，也是表现最明显的症状。它主要是由雌激素分泌紊乱，其含量骤然升高或降低引起的。女性进入更年期后，卵巢的功能衰退，分泌的激素减少。当体内雌激素含量下降时，会反馈性地促使下丘脑和垂体的活动增加，加快性腺激素的分泌。体内肾上腺素、多巴胺、组胺、缓激肽和前列腺素分泌不稳定，影响到自主神经系统的活动，致使血管舒张功能失调，血管突然扩张，皮肤血流加速。患者就会不自觉地突然感到发热，由胸部、颈部一直扩展到面部、头部，随后就会出汗，并可能会感到手脚发凉。

有的女性一天出汗1～2次，有的则一天数十次，甚至会全身出汗，并伴有心悸、心跳加速、头晕、乏力等症状。

老陆听完她的解释，转过来对我说："现在该你给我解决的办法了。"

陈医生笑着说："这个解决办法就是做艾灸，你多输点钱给小邓，让他帮你好好做一做。"后来我让老陆经常到馆里来，我给她做艾灸，她有时间还和其他朋友一起做营养套餐。

老陆的心情慢慢变得开朗起来，也能坦然接受更年期的到来了。

🍃 选穴汇总：阴郄穴、太溪穴、劳宫穴、涌泉穴

穴位精要

阴郄穴：阴郄穴为心经穴位，中医认为汗为心之液，艾灸此穴能起到益心敛汗的作用。

太溪穴：艾灸此穴能增补元气，元气充足自然百害不侵。

劳宫穴：艾灸此穴能补益心血，滋养五脏。

涌泉穴：艾灸此穴能滋阴潜阳、宁心安神，还能补精益髓。

取穴技巧

劳宫穴
在人体的手掌心，即握拳屈指时，中指指尖所在的部位。

阴郄穴
在前臂掌侧，尺侧腕屈肌腱的桡侧缘，腕横纹上0.5寸处。

太溪穴
足内侧，内踝后方，在内踝尖与跟腱的凹陷处。

涌泉穴
足底，脚掌上，第二、三趾趾缝纹头端与足跟连线的前1/3处。

艾条灸

疗法

疗效指数 ★★★★☆　环保指数 ★★★☆☆
便利指数 ★★★☆☆　安全指数 ★★★★☆

劳宫

阴郄
太溪

涌泉

Step. 1 拇指按摩阴郄穴、太溪穴、劳宫穴、涌泉穴，每穴5分钟左右。

阴郄
劳宫

太溪

涌泉

Step. 2 之后依次用艾条灸阴郄穴、劳宫穴、太溪穴、涌泉穴，每穴5～10分钟。

操作
要领

1. 按摩穴位的同时，用酒精灯点燃艾条。
2. 注意观察受灸者的温度反应，适时调整。
3. 注意随时清理艾条上的艾灰，以免掉落烫伤受灸者。
4. 手法上采用定点温灸、回旋灸、雀啄灸配合运用。
5. 每穴以皮肤红润为度。
6. 亦可采用灸座灸。

艾灸
tips

◇平时少熬夜，施灸期间注意休息。
◇适当通过食疗或膏方来配合治疗。
◇每天1次，12次为1个疗程，2～3个疗程即可。

心悸
调养气血，艾灸也养心

前些天接到一个电话，我还没来得及说话，电话那头的人就很激动地说："我是李锦梅呀，真的非常感谢你，上次我按照你说的艾灸方法回去治疗了一段时间，现在心悸的毛病好了很多。我还在坚持治疗呢，你一定要把这个方法好好宣传宣传，让更多像我这样的更年期女性得到帮助。"

由于每天接触的人和事情特别多，我一时没反应过来，只能在脑海中努力搜索。终于想起来她是谁，她是我在参加美博会的时候认识的。那天参加展会的人特别多，她一个人在自己的展位面前忙碌，但是过一会儿就要坐在椅子上休息一下。见她奇怪的举止，我问她是怎么了。她告诉我说，是更年期毛病——心悸。她说她平时总感觉心跳特别快，还觉得胸口痛，有时候严重点会感觉心脏像要从喉咙口跳出来一样。

我问她去医院检查过没。她点头说是，还做过心电图检查，但医生说没什么大毛病，也没有给她开药，要她平时不要太劳累，多注意休息就好了。

可是她工作很忙，根本没有足够的时间休息。现在感觉越来越严重了。我问她："一点点小的声响也会把你吓着吧？你是不是还总感觉胸闷气短，疲倦无力，易失眠，老做梦？"她点头连连称是。我让她伸出舌头来，发现她舌苔薄白，舌体偏淡。一摸脉，虚弱不已。

她自嘲地跟我说："我只能这样由着它发展了，等我退休后可能就好了。"

我安慰她："你先别灰心，既然检查结果是没有什么大病，好好调理就行了。你呢，可能是觉得自己处在更年期，总觉得马上就要老了，心里很担心吧。加上你平时工作又很累，身体抵抗力下降，导致气血阴阳虚亏，心失濡养，出现心悸也就不奇怪了。"

她问我有没有什么好办法，我告诉她，平时多注意饮食调养，放松心情，不要给自己太大压力。再建议她买上几盒好的艾条，回去做灸疗，主要灸心俞穴、神门穴、足三里穴、中脘穴和内关穴，能起到很好的效果。她回去就买了几盒艾灸条，自己在家里做。没想到，效果比她预期的还好，因此她很高兴地给我打来电话道谢。听到自己又帮别人解决了一个问题，我心里也很高兴。

选穴汇总：心俞穴、神门穴、中脘穴、足三里穴、内关穴

穴位精要

心俞穴：艾灸此穴能补益心经的气血，达到宁心静气的功效。

神门穴：艾灸此穴能益心安神，濡养心肺。

中脘穴：艾灸此穴能促进脾脏的运化功能。

足三里穴：足三里穴为保健大穴，艾灸此穴能促进气血运行，增强正气，强壮身心。

内关穴：艾灸此穴能养心安神，和胃降逆，宽胸理气，镇定止痛。

取穴技巧

内关穴
位于前臂正中，腕横纹上2寸，在桡侧腕屈肌腱和掌长肌腱之间。

神门穴
在腕部，腕掌侧横纹尺侧端，尺侧腕屈肌腱的桡侧凹陷处。

心俞穴
在背部，第五胸椎棘突下，旁开1.5寸处。

中脘穴
在身体中线，肚脐上方一手掌的距离处。

足三里穴
由外膝眼向下量四横指，在腓骨与胫骨之间，由胫骨旁量一横指。

疗法 **艾条灸**

疗效指数 ★★★★☆　环保指数 ★★★☆☆
便利指数 ★★★☆☆　安全指数 ★★★★☆

神门　中脘　内关　足三里

Step. 1 按摩神门穴、内关穴、中脘穴、足三里穴，每穴5分钟左右。

中脘　内关　神门　足三里

Step. 2 之后依次用艾条灸神门穴、内关穴、中脘穴、足三里穴，每穴5～10分钟。

心俞　心俞

Step. 3 俯卧位，拇指按摩心俞穴5分钟左右。之后用艾条灸这个穴位5～10分钟。

 操作要领

1. 按摩穴位的同时，用酒精灯点燃艾条。
2. 注意观察受灸者的温度反应，适时调整。
3. 注意随时清理艾条上的艾灰，以免掉落烫伤受灸者。
4. 手法上采用定点温灸、回旋灸、雀啄灸配合运用。
5. 每穴以皮肤红润为度。
6. 亦可采用灸座灸。

 艾灸 tips

◇ 平时少熬夜，施灸期间注意休息。

◇ 适当通过食疗或膏方来配合治疗。

◇ 每天1次，12次为1个疗程，2～3个疗程即可。

腰酸背痛
艾灸阿是穴，疼痛跑光光

有一年我去外地学习，结识了一位来自农村的实习生王媛，这个小姑娘做事踏实，也很勤快，同事都很喜欢她。她们家在城郊，妈妈是一位勤劳的农妇，凭借自己的双手劳动，将她和两个哥哥都送进了大学。

媛媛很心疼妈妈，每个周末她都会回家看妈妈，帮她做一些力所能及的事情。有一次周末，媛媛带来许多花生，让大家分着吃。大家都围过来抢着吃，媛媛笑意盈盈地看着我们，却没说话。

我吃了几颗花生，问她是不是有什么心事。媛媛眼神有点黯淡，说，她这次回家看见妈妈不时地捶背捶腰，身上疼，心里很难受。问妈妈，妈妈说最近老觉得腰酸背痛，可能是因为年纪大了还要下地劳动的缘故，再加上现在进入更年期，身体渐渐出现了一些小毛病。

我劝她说："那你就让妈妈少做点事情嘛，现在你们几个都能挣钱了，她也不用那么辛苦。"媛媛苦笑着说："妈妈操劳了一辈子，习惯在地里捣鼓，不让她做她反而不习惯。"

她担心这样长期下去，妈妈的身体会吃不消。我笑着说："媛媛，你妈妈总是给我们带好吃的，为了感谢她，我决定帮你消除这个小麻烦。"

媛媛惊喜地问我有什么办法，我反问她："你现在不是自己在学习艾灸吗？"媛媛很聪明，很快明白我说的是什么。她一拍脑袋，说："对呀！我可以给妈妈做做艾灸，刚好最近也在学习这个治疗方法，我回家试试。"

一到周末媛媛拿着艾灸盒就回家了，一连好几个月媛媛都亲自回去给妈妈做艾灸。

有一天早上上班的时候，媛媛面带笑容地跑过来说，她用我教的方法给妈妈灸了好几次，很快有了效果，妈妈现在腰没有以前那么痛了，精神好了许多。这不，为了感谢我的帮助，媛媛还特意带来许多美食给我。

🌿 选穴汇总：肾俞穴、大肠俞穴、阿是穴

穴位精要

肾俞穴：艾灸此穴能调节肾功能，益肾助阳。

大肠俞穴：艾灸此穴能理气降逆，调和肠胃，增强大肠的传导和排泄功能，还可以预防和治疗各种肠道疾病。

阿是穴：按压痛点取穴。中医中有"以痛为输"的说法，艾灸此穴有很好的止痛效果和疏通经络的作用。

取穴技巧

阿是穴
即痛点。

肾俞穴
双手放在腰侧髂骨上，四指朝前，拇指朝后，两拇指触碰到的位置即第四腰椎，往上三横指处是第二腰椎，在第二腰椎棘突下再旁开两个横指的位置即是肾俞穴。

大肠俞穴
俯卧位，在第四腰椎棘突下，腰阳关穴（督脉）旁开1.5寸处取穴，约与髂嵴高点相平。

悬灸仪灸

疗法 1

疗效指数 ★★★★☆　环保指数 ★★★★☆
便利指数 ★★★★☆　安全指数 ★★★★☆

大肠俞

肾俞

Step. 1 俯卧位，背部按摩20分钟，拇指按压肾俞穴、大肠俞穴，每穴5分钟。阿是穴重点按摩10分钟。

Step. 2 以悬灸仪灸大肠俞、阿是穴约20分钟，灸腰部肾俞穴45分钟。

 操作要领

1. 按摩穴位的同时，用酒精灯点燃艾条，进行悬灸仪预热。
2. 注意观察受灸者的温度反应，适时调整。

 艾灸 tips

◇ 平时少熬夜，施灸期间注意休息。
◇ 在艾灸之前先用中药泡脚，直到身体微微出汗，效果最佳。
◇ 适当通过食疗或膏方来配合治疗。
◇ 每天1次，12次为1个疗程，2～3个疗程即可。

疗法 2 艾条灸

疗效指数 ★★★★☆　环保指数 ★★★☆☆
便利指数 ★★☆☆☆　安全指数 ★★★★☆

Step. 1 俯卧位，拇指按压肾俞穴、大肠俞穴，每穴5分钟。阿是穴重点按摩10分钟。

Step. 2 以艾条温灸肾俞穴、大肠俞穴、阿是穴各10分钟。

操作要领

1. 按摩穴位的同时，用酒精灯点燃艾条。
2. 注意观察受灸者的温度反应，适时调整。
3. 注意随时清理艾条上的艾灰，以免掉落烫伤受灸者。
4. 手法上采用定点温灸、回旋灸、雀啄灸配合运用。
5. 每穴以皮肤红润为度。
6. 亦可采用灸座灸。

艾灸 tips

◇ 平时少熬夜，施灸期间注意休息。

◇ 在艾灸之前先用中药泡脚，一直到膝下微微出汗，效果最佳。

◇ 适当通过食疗或膏方来配合治疗。

◇ 每天1次，12次为1个疗程，2~3个疗程即可。

外阴干燥
树靠根养，女人就靠卵巢养

女人一生要跟无数种病痛打交道，最让她们烦恼和难以启齿的病痛，还是来自于私处。许多女性得了这方面的病觉得十分丢人，去医院看病、去药店买药都偷偷摸摸的，害怕被熟人撞见，怕遭到别人异样的眼光。尤其是步入更年期的女性，经常会发现这样那样的病痛不请自来。

林女士到我这里做艾灸时就跟我讲过她遇到的事情。她处在更年期的时候，总觉得身体不舒服，整天不是这里痛就是那里痛。有一段时间她发现自己小便时总是很疼痛，还尿不干净，就去医院看医生。

她说她当时问医生的第一句话就是：医生，我是不是得癌症了？医生很奇怪地看看她，说："看你面色红润，走路也轻快，哪那么容易就得癌症呢？"

她说："那医生我现在老感觉小便时很疼痛是怎么回事呢？而且尿不干净。"

"还有其他的症状吗？"医生问。

"还有就是……医生，我有些不好意思说。"她吞吞吐吐。

"你是来看病，不告诉我病情我怎么帮你治疗呢？我经常碰到这样的患者，涉及一些隐私部位，觉得丢人，不敢告诉医生。其实他们不知道，在医生眼中，只想着怎么把病因找到并治好。"医生耐心地对她说。

"呃"，她看看周围，红着脸说，"医生，我现在夫妻生活总觉得不舒服，外阴很干燥，而且很痛。"

医生问她是否绝经了，她点点头说是。

这下医生明白了，她难以说出来的，其实是外阴干燥。女性进入更年期后，由于卵巢功能的衰退，其分泌的雌激素会逐渐减少。由于卵巢分泌的性激素减少，阴道开始萎缩，阴道壁变薄，褶皱减少，弹性降低，阴道黏膜萎缩、脆薄，早期阴道黏膜呈充血性改变，晚期由于血管和脂肪组织变少，阴道呈苍白色。但此时，由于受肾上腺皮质分泌的少量雌激素的影响，绝经后两年内，女性的阴道仍对雌激素的刺激有反应。在这之后，阴道对雌激素刺激作用的反应逐渐消失，阴道进一步萎缩，继续变短变窄，阴道黏膜变薄，褶皱逐渐减少以至变为平滑，组织的弹性逐渐消退。

这就像一棵缺水的树，没有水分来源，树叶就慢慢枯黄。林女士出现这些症状也就不奇怪了。但这个过程是女性更年期的常见状况，所以不必过分担心，做好日常护理，平时多注意身体并适当保养即可。

后来林女士听人说艾灸对缓解更年期症状效果比较好，就到我这里来进行尝试了。没想到从此之后，她对艾灸着了迷，经常过来灸一灸。现在身体也比以前更好了。

🌿 选穴汇总：关元穴、中极穴、水道穴、归来穴

穴位精要

关元穴：关元穴为强壮大穴，艾灸此穴能补益一身气血。

中极穴：艾灸此穴能益肾助阳，阳气充足则能化湿祛邪。

水道穴：艾灸此穴能利水、通淋、消肿，调经止痛。

归来穴：艾灸此穴对治疗男女生殖器相关病症有非常好的效果。

取穴技巧

关元穴
在下腹部，前正中线上，脐下3寸处。

中极穴
在腹部，前正中线上，脐下4寸。

水道穴
在天枢穴直下3寸，关元穴(任脉)旁开2寸处。

归来穴
脐中下量五横指，旁开三横指处。

悬灸仪灸

疗效指数 ★★★★☆　环保指数 ★★★★☆
便利指数 ★★★★☆　安全指数 ★★★★☆

水道　关元

中极

归来

Step. 仰卧位，腹部按摩10分钟，按压关元穴、中极穴、水道穴、归来穴，每
穴5分钟。之后以悬灸仪灸腹部诸穴45分钟。

操作要领

1.按摩穴位的同时，用酒精灯点燃艾条，进行悬灸仪预热。
2.注意观察受灸者的温度反应，适时调整。

疗法
2

艾条灸

疗效指数 ★★★★☆ 环保指数 ★★★☆☆
便利指数 ★★★☆☆ 安全指数 ★★★★☆

水道　关元

中极

归来

Step. 仰卧位，拇指按摩关元穴、中极穴、水道穴、归来穴，每穴5分钟。之后以艾条依次温灸关元穴、中极穴、水道穴、归来穴，每穴各10分钟。

操作
要领

1. 按摩穴位的同时，用酒精灯点燃艾条。
2. 注意观察受灸者的温度反应，适时调整。
3. 注意随时清理艾条上的艾灰，以免掉落烫伤受灸者。
4. 手法上采用定点温灸、回旋灸、雀啄灸配合运用。
5. 每穴以皮肤红润为度。
6. 亦可采用灸座灸。

性欲减退
温补肾阳，让雌激素流失得慢一些

　　到我这里来做艾灸的女性，很多是上班族。周末闲下来，一个人待在家里也无聊，她们就经常和朋友出去聊聊天。

　　去茶楼要上一壶菊花茶，几碟干果，听着音乐，一聊就是一个下午。聊的话题也很广泛，如孩子、老公、身边的各种八卦事儿。

　　何叶是这群人中最时尚的一个，她不定期到美容院做保养，还常向我请教一些中医美容的方法。虽然已年过40，但看起来只有30多岁，身材也保持得很好。有一次她过来做艾灸时，跟我聊天说她有个朋友最近有些心事，不知道我能不能帮忙解决。

　　我一听就笑了，说："我可不能保证一定能治疗'心病'哦。"

　　她说："那我先给你说说情况，看你能否帮上忙。"

　　原来，最近半年，何叶的那位朋友觉得自己对夫妻生活不怎么感兴趣了，而且一想到这个事情就会莫名其妙地觉得有压力，而且有些抗拒。刚开始老公以为她是不舒服，时间一长，老公觉得很扫兴，渐渐也有了怨言。两人的感情也慢慢出现问题了。

　　何叶说："朋友很怕因此事影响到老公对自己的感情，却又想不出什么好办法。"我说："你现在做的艾灸就可以帮到她。"

　　何叶有些不解，不相信艾灸还有这个功效。我告诉她，更年期的女性往往由于卵巢衰弱，排卵功能下降，孕激素水平降低、血液循环中的雌激素突然下降等一系列原因，对性生活渐渐失去了兴趣。而艾灸能温补肾阳，帮助减缓雌激素分泌衰退。肾好了，自然对性生活就不那么排斥了。

听完我的解释，何叶的脸色由阴转晴，说："那就好，过段时间我让她过来，请你帮她做做艾灸吧。不过约法三章，这是我们之间的秘密，你可不能告诉其他人。"

一个周末，何叶真把她的朋友带来了。我给她做了几个疗程的艾灸之后，何叶回头悄悄跟我讲，她朋友现在已经没有那方面的烦恼，她还悄悄地把这个小秘方告诉其他朋友，大家还建了一个QQ群经常交流。

选穴汇总：关元穴、命门穴、肾俞穴

穴位精要

关元穴：艾灸此穴能补肾补气，元气充足则脾胃运化能量充足。

命门穴：艾灸此穴能调理脾胃运化能力，提升体内阳气。

肾俞穴：艾灸此穴能补益元气，益肾强精，肾气充足则能增强性功能。

取穴技巧

关元穴
在下腹部，前正中线上，脐下3寸处。

肾俞穴
双手放在腰侧髂骨上，四指朝前，拇指朝后，两拇指触碰到的位置即第四腰椎，往上三横指处是第二腰椎，在第二腰椎棘突下再旁开两个横指的位置即是肾俞穴。

命门穴
在人体腰部，当后正中线上，第二腰椎棘突下凹陷处，用指压时有强烈的压痛感。

疗法 1

悬灸仪灸

疗效指数 ★★★★☆　环保指数 ★★★★☆
便利指数 ★★★★☆　安全指数 ★★★★☆

关元

Step. **1** 仰卧位，腹部按摩10分钟，重点按摩关元穴3分钟。之后以悬灸仪灸关元穴25分钟。

肾俞

命门

Step. **2** 俯卧位，腰部按摩15分钟，之后重点按摩命门穴、肾俞穴各5分钟，再以悬灸
仪灸此二穴30～45分钟。

操作
要领

1.按摩穴位的同时，用酒精灯点燃艾条，进行悬灸仪预热。

2.注意观察受灸者的温度反应，适时调整。

疗法 2 艾条灸

疗效指数 ★★★★☆　环保指数 ★★★★☆
便利指数 ★★★★☆　安全指数 ★★★★☆

关元　　　　　　　关元

Step. 1　仰卧位，拇指按摩关元穴3分钟。之后以艾条灸关元穴10分钟。

命门　　　　　　　命门
肾俞　　　　　　　肾俞

Step. 2　俯卧位，拇指按摩命门穴、肾俞穴各5分钟，之后以艾条灸此二穴各10分钟。

 操作要领

1. 按摩穴位的同时，用酒精灯点燃艾条。

2. 注意观察受灸者的温度反应，适时调整。

3. 注意随时清理艾条上的艾灰，以免掉落烫伤受灸者。

4. 手法上采用定点温灸、回旋灸、雀啄灸配合运用。

5. 每穴以皮肤红润为度。

6. 亦可采用灸座灸。

Part 7

修心养性，
爱自己的女人都懂"艾"

"针之不为，灸之所宜"。《黄帝内经·灵枢》中这句话的意思是针刺不能治疗的疾病就用艾灸来治疗，可见古人很早就用艾灸调和阴阳、温通经络的作用来治病。

艾灸在我国已经有几千年的历史，它具有效果明显、简便易行、经济实用等优点，千百年来一直深受人们的青睐。

掀开尘封千年的面纱，艾灸向我们走来

或许你没有听说过艾灸，但你一定知道针灸。其实，平时我们耳熟能详的"针灸"是个复合词，"针"和"灸"指的是中医的两种疗法——"针"指针刺，"灸"指灸法。

我们平时总是误以为针刺就是针灸，殊不知"针灸"除了"针"之外，还包括"灸"。灸法简称"灸"，其由来已久，而且地位不输于针刺。现在我们常用的灸法是用艾绒作为灸材，利用燃烧的艾绒所散发的温热，以及艾本身的药效进行施灸，以达到治疗疾病、保健强身、美容美体的效果。

"灸"从何而生

大家都知道针灸，但是大家日常生活中经常说的针灸多是指"针"，而没有指"灸"。

那么，什么是"灸"呢？先从这个字说起，"灸"是形声字，以"火"为形旁，则含义一定跟火有关。

《说文解字》："灸，灼也。""灼，灸也。"古人喜欢"互训"，就是用甲来解释乙，反过来又用乙解释甲，两者互相解释。大概在古时"灸"和"灼"都是流行词语，所以一说大家都明白了。但是，现在离古代太久远，这个相互解释就给今人制造了理解上的障碍。

追本溯源，再看《说文解字》，"灸"字条说到"从

◆ 象形字"灸"

◆ 久与火组成"灸"

火，久声"。《说文解字注》底下又有注释："形声包会意字也。"火是形，久是声。

会意何解？还得从这个声旁"久"字去解。《说文解字》："久，从后灸之也。象人两胫后有距也。"说的是这个"久"就像是一个人小腿后面有棍子抵住一样。

《说文解字注》说："灸有迫箸之意，故以灸训久。"到这里就比较明白了，即是说灸有贴近附着某个地方或部位的意思。

《说文解字注》"灼"字条下又说了："灼谓凡物以火附箸之。如以楚焞柱龟曰灼龟，其一端也。灸体谓之壮。"原来如此，灸指的是用明火贴附着物体（或人体）灼烤。还举了一个例子，说楚国人用明火灼烤龟板占卜叫作灼龟，灸人体就叫作壮。后世描述艾灸时总是以"壮"为计量单位，大概由此而来。讲到这里，大家对"灸"的意思应该大致了解了吧！灸就是用明火贴附着体表皮肤灼烧，用句通俗的话来讲就是"着肤烧"，当然这里指的是灸的本来意义。由于有的人怕痛，怕留下瘢痕，所以这种"着肤烧"的做法逐渐少用。

现在日常生活中艾条灸和隔物灸用得比较多，两者虽然都没有直接贴着皮肤灼烧，但依照惯例同样被称为"灸"。其中艾条灸操作简单、效果显著、无毒副作用，在家自己灸疗时相对来说会更方便。

🌿 灸疗为何要用艾

《说文解字》里的"灸"只提到用火，并没有提到用什么作为材料。现在我们常用的灸法是用艾绒作为灸材，艾绒即为艾的叶子所捣取的绒。

关于艾，《说文解字》中说："艾，冰台也。"《博物志》中说："削冰令圆，举以向日，以艾于后承其影，则得火。"为什么叫冰台呢？是因为古人把冰削凿成圆形的凸透镜，把凸透镜放在阳光下，把干燥后的艾绒放在凸透镜聚焦阳光的焦点上引燃，就可以得到火了。在这里不由得要赞叹中华民族历史悠久的灿烂文明——几千年前我们的

◆ 古人用凸透镜取火

老祖宗就会用凸透镜聚焦取火了！

那么，为什么一定用艾绒来取火呢？因为干燥后的艾绒很容易燃烧，燃起来又不容易熄灭，且燃烧比较缓慢，自然使取火更加容易。

古人用火其实很讲究，比今天人们重视奥运会圣火更甚几分。

◆ 用凸透镜聚焦取"天火"

奥运会圣火通常于奥运会开幕前几个月在奥运会发源地——希腊奥林匹亚的赫拉神庙前点燃。圣火采集方式遵循古希腊的传统，由首席女祭司在奥林匹亚的赫拉神庙前朗诵致太阳神的颂词，然后通过将太阳光集中在凹面镜的中央，产生高温引燃圣火，这是采集奥林匹克圣火的唯一方式。

◆ 战国时期的阳燧

奥运会圣火来自太阳，古人用"冰台"取的火同样来自太阳。我们知道，古人还会钻木取火。周代有"左佩金燧""右佩木燧"的规定（"金燧"用于向太阳取火，"木燧"用于钻木取火），官府还有专门取火的官员，分季节为人民提供新火种。

金燧就是类似于凹面镜的工具，又叫阳燧，和奥运会取圣火的方法差不多。晋代陈延之的《小品方》记载，灸疗不宜用八木之火，而宜用"阳燧"从太阳取火。我们可以推测到，灸疗用阳燧取火的引燃物也是艾绒。相传，先人们在用火过程中，因偶尔不慎灼伤，结果却使身体的一些病痛得到意外的减轻或痊愈，多次的重复体验后，于是便主动地以烧灼之法来治疗一些病痛，因而逐渐产生了灸疗法。有一次，某个人的病痛实在是太严重了，他痛得等不及去找树枝或者别的东西来点燃，就直接用身旁的艾绒作为引燃物来灸治。这一灸，嘿！比以往用任何材料的灸治都有效，火力温和持久，直达脏腑。于是一传十、十传百，艾灸就这样传开了。

从远古到如今，艾灸一直在默默发展着

灸法是中医学里的一朵艳丽的奇葩，早在春秋战国时代就已经十分盛行。许多精通方药和针灸的医学大家在实际治疗中都偏爱灸法。被誉为神医的华佗在给患者治疗疾病时亦多采用灸法，他一般选用一两个穴位，每个穴位灸七八个艾炷，就能使病痊愈。几千年来，艾灸亦在长期实践运用中不断发展、沉淀、绽放。

🕊 春秋《左传》中已有关于禁灸部位的记载

在古代文献中，最早提到施行灸法治病的是《左传》。《左传》记载了这样一则典故，晋国的晋景公患了重病，听说秦国的医生医术好，便派人到秦国去求医。秦国派了名叫缓的名医去替他诊疗。缓即将到晋国之前，晋景公做了一个奇怪的梦，梦见他的病变成了两个小孩。两个小孩在那里商量着，一个说："来的那个人是个名医，一定会伤害我们的，我们应该往哪里逃呢？"另一个说："别怕，我们逃到'肓'的上面、'膏'的下面那个地方，看他能拿我们怎么办。"

缓到了晋国，先是诊断了一番，然后抱歉地摇头说道："我没有办法治这个病了。你的病在肓的上面，膏的下面，这个地方靠近心脏，艾灸不可以，针刺又刺不到，服药也无济于事，没法治了呀。"后来晋景公果然不治身亡。

《左传·成公十年》的原文是这样记载的，"公（晋侯）疾病，求医于秦。秦伯使缓为之。未至，公梦疾为二竖子，曰：'彼，良医也。惧伤我，焉逃之？'其一曰：'居肓之上，膏之下，若我何？'医至，曰：'疾不可为也。在肓之上，膏之下，攻之不可，达之不及，药不至焉，不可为也。'"

在这则典故中，秦医缓已经开始有针对性地在灸法、针刺、方剂这几种医疗方法中选择合适的治疗方案，并总结出灸法不适合的治疗范围，说明当时灸法已被广泛应用并日趋成熟。

《黄帝内经》《黄帝外经》等中医经典著作中关于艾灸的记载

成书于战国至秦汉时期的中医经典著作《黄帝内经》中有关灸法的记载很多，《素问·异法方宜论》指出了灸法的产生与寒冷的环境条件、生活习惯及发病特点有密切关系。此外，还述及了灸法的适应证、禁忌证、施灸顺序、剂量、补泻等，并将灸法与针法并提。

◆《黄帝内经》

《黄帝内经》广为全民所熟知，那么，有《黄帝内经》，是否还有《黄帝外经》呢？答案是肯定的。西汉刘向编写汉书时，将《黄帝外经》记录在案，从中我们可以得知，《黄帝外经》共有三十二卷。可惜在历史洪流的冲刷下，这三十二卷医书已经逸散。

◆ 马王堆竹简、马王堆帛书

1972～1974 年，随着长沙马王堆汉墓群的发掘，一批医书随之出土，从其内容及行文风格分析，这批医书与《黄帝外经》有关，很有可能就是失传了几千年的《黄帝外经》。

马王堆汉墓出土的医书整理编订成十四部，其中有两部是直接以灸法命名的，即《足臂十一脉灸经》与《阴阳十一脉灸经》两部帛书。据专家考证，《足臂十一脉灸经》可能成书于春秋时期，《阴阳十一脉灸经》成书稍晚。

这两部灸经是迄今发现最早、较全面记载了人体十一条经脉循行路线及所主疾病的著作，揭开了经络起源的神秘面纱。其所记载的治疗方法都仅有灸法，是世界上现存最早的灸法专著。

由此可见，灸法早在西汉时期就已经有系统的理论专著了，同其他的中医外治疗法

◆ 张仲景像

◆《伤寒杂病论》

一样，灸法是有其理论基础作为指导的。此外，汉代张仲景的《伤寒杂病论》一直被后世尊为辨证论治的圭臬，书中以内治为主，但涉及灸疗的内容也不少。

张仲景很重视灸药并用，以提高疗效。

唐朝的独特风景——"灸疗师"的出现

唐代，是我国封建社会经济、文化十分繁荣的时期，灸疗学在这个时期也有了长足发展，已成为一门独立的学科。因为唐朝国富力强，达官贵人惜命爱身，再加上最高统治者也比较重视医药保健，艾灸此时不仅用于疗疾，更多的还用在保健上。

曾经做过唐朝宫廷御医的药王孙思邈认为针灸的作用不亚于汤药，灸法与针刺应配合使用。在唐朝与孙思邈有着同等功绩的，王焘应该算得上一个，他的《外台秘要》更是倍加注重灸疗的应用，并专设"明堂灸法"一章，通篇皆论灸法，倡言"汤药攻其内，以灸攻其外"，对施灸的方法、材料，以及灸法的禁忌等都有较详的叙述。

王焘的《外台秘要》中有"人年三十以上，若不灸三里，令人气上冲目"的记载。

大概是效果好，普及工作也做得不错，唐朝以后人们都知道"若要身体安，三里常不干"的养生谚语了。

"灸师施艾炷，酷若猎火围"。在韩愈的诗歌里面，也有写到用艾灸的方法治疗病疫，由此可知，早在唐朝就有了"灸疗师"专业职称的出现。可以想象，唐朝的达官贵人们，在需要保健疗疾之时，便会召集自己的专用保健"灸疗师"上门，也是一道独特的风景。

宋元明清时灸法在民间的流传

在宋代，宋太祖曾亲自为他的弟弟宋太宗施灸，宋太宗觉得痛，宋太祖便取艾自灸。《宋史》中这样记载："太宗尝病亟，帝往观之，亲为灼艾，太宗觉痛，帝亦取艾自灸。"

这说明当时艾灸在统治阶层是被普遍接受并广泛使用的。

同时，宋代还有大批专业灸疗书籍出现，如《小儿明堂针灸经》《膏肓俞穴灸法》《西方子明堂灸经》《明堂经》《针灸经》等。《扁鹊心书》提出，常灸关元穴、气海穴、中脘穴等穴，"虽未得长生，亦可保余长寿"。宋朝官方组织修订的医方书《太平圣惠方》《普济本事方》

◆宋太祖像 ◆宋太宗像

《圣济总录》里也收集了大量的灸疗内容。由于官方的重视和推广，以及灸疗的显著效果，灸疗便很快在民间盛行。

元代窦桂芳辑《针灸四书》，将《太平圣惠方》一百卷内容及《小儿明堂经》抄录在一起，改名《黄帝明堂灸经》刊行，书中收录了大量古人灸疗的经验。关于"热证是否可灸"在此阶段有所争议。朱丹溪认为灸法可以"拔引热毒"，使"阳生阴长"，认为灸法可攻可补，完善了"热证可灸"的理论。

明朝时，灸疗的发展达到了高潮，灸疗的形式变得更适合于临床。灸法从艾炷烧灼灸法向艾条的温热灸法转变，并发展为往艾条中加入药物进行辨证施灸。经过长期临床实践总结，出现了灸疮护理及晕灸处理的专论，灸法的养生保健作用也日益得到重视。

在清朝，针灸并没有得到官方的认可，但灸法治疗以其简便、灵验、价廉的特点仍然流行于民间，且发挥着无可替代的作用。在这一时期还出现了《神灸经纶》这样全面系统的灸法学专著。清朝末年，外敌入侵使我国陷入巨大的灾难中，多数历朝名医编撰的典籍惨遭流落损毁，但灸法始终在民间流传着。

◆《神灸经纶》

🌿 艾灸在现代重焕新颜

新中国成立以后，国家大力发展中医药，大批针灸古籍得到整理，针灸在教学与临床上得到了很大发展。温灸疗法因其操作简便、疗效确切，并且减少了直接灸

的灼烧痛苦，在现代得到了大力的推
广和发展，出现了许多诸如《灸绳》
这样理论与临床紧密结合的灸疗专
著。同时也出现了许多新的现代灸疗
方法，如无烟艾灸，各种新式的灸具
和温灸治疗仪亦被发明和应用。

温灸疗法除了用于治病、防病，
还逐渐走入了美体、美容、保健行业，深受广大爱美人士的喜爱。现代社会对灸疗
师的需求与日俱增，各大城市的艾灸养生馆如雨后春笋般开办起来，很多职业学校
还就专业灸疗师开展了资格培训。与此同时，由于灸法简便易行，随着灸疗知识的
普及推广，很多人开始自己动手，在家进行灸疗保健。艾灸，这一天然绿色、无毒
副作用的中医外治法，开始焕发出崭新的容颜和勃勃生机。